Sylvain Simard

Le DIABLE sur mon épaule

Les ravages de l'alcoolisme

PRÉFACE DE
ISABELLE RACICOT

PERFORMANCE
Édition

PERFORMANCE ÉDITION 450-448-7748

info@performance-edition.com
www.performance-edition.com

Distribution pour le Canada : Prologue Inc.
Pour l'Europe : DG Diffusion
Pour l'Europe en ligne seulement : www.libreentreprise.com

ISBN 978-2-924941-45-4
EPDF 978-2-924941-46-1
EPUB 978-2-924941-47-8

Dépôt légal 1er trimestre 2022

Dépôt légal Bibliothèque et Archives nationales du Québec
Dépôt légal Bibliothèque nationale du Canada

Nous reconnaissons l'aide financière du gouvernement du Canada par l'entremise du Fonds du livre du Canada pour nos activités d'édition.

Nous remercions la Société de développement des entreprises actuelles du Québec pour son appui à notre programme de publication.

Imprimé au Canada

Je dédie ce livre aux trois amours de ma vie,
mes enfants, mes petits bijoux : Louca, Nellie-Anne
et Noah. Vous êtes plus que des cadeaux pour moi,
vous êtes des trésors. Sans vous, je ne serais plus là!
Je suis si fier d'être votre papounet. J'ai pensé à vous
tout au long de ma rédaction de ce livre. Vous m'avez
sauvé la vie et je serai toujours là pour vous.
Ce livre et ma nouvelle vie sont pour vous.

Je vous aime!

Remerciements

Mes premiers mercis, je souhaite les offrir à mes trois enfants, Louca, Nellie-Anne et Noah. Vous êtes mon noyau dur. Sans vous, je ne serais plus là. Mon comportement vous aura beaucoup affectés, mais vous êtes restés debout, proches de votre papa. Un énorme merci, mes amours.

Ma femme Nathalie, mon ange gardien, tu es morte si jeune, mais tu as été là pour moi, tout le temps, je l'ai toujours senti. Des millions de mercis ne suffisent pas à t'exprimer toute ma reconnaissance. Tu es la plus grande personne que j'aie rencontrée. À ta famille, j'envoie de l'amour à la tonne.

Maman Gaétane, tu sais combien je t'aime. Tu es mon modèle, ma référence. Tu es plus que ma mère, tu es mon moteur. Merci pour tout.

Merci papa, ange gardien, pour qui je n'ai que respect.

Merci à Nathalie, mère de Nellie-Anne et de Noah, ma conjointe pendant quatorze ans et aujourd'hui mon amie. Tu auras subi toi aussi les conséquences de ma maladie, mais tu es restée tout ce temps à mes côtés et tu m'as très souvent sauvé. Tu demeures pour moi une personne très importante, je te respecterai toujours.

Anne et Jean-Pierre, parents de Nathalie, vous aurez toujours tout fait pour aider votre famille, dont j'ai fait partie. Votre grand cœur m'a marqué. Anne, tu as perdu ton super époux, mais il est là pour toi, comme il l'est pour bien des gens. Je te souhaite de la paix. J'ai plus que du respect pour toi. Merci pour tout.

Valérie, sœur de Nathalie, tu es une grande amie que j'ai toujours appréciée. Ta luminosité est pour moi une source de stimulation. Je suis fier de te connaître, chère Val. Merci.

Sam et Stéphane, mes petit et grand frères, merci pour votre amour.

Merci aussi à mes amis qui m'ont aidé :

Michel Gagnon, tu es venu me chercher à la sortie de ma thérapie et tu m'as fait ainsi le plus beau des cadeaux. Tu compteras toujours parmi les personnes les plus importantes de ma vie.

Pierre Lindley, tu seras toujours un de mes meilleurs amis, un frère. Merci d'être dans ma vie.

Isabelle Racicot, tu es là pour moi depuis toujours, la première de mes amis à qui j'ai voulu annoncer ma sortie de la maison de thérapie. L'émotion et l'amitié que tu m'as démontrées à ce moment m'ont profondément touché. Je t'aime, ma grande amie, tu restes dans mon cœur à jamais. Mille mercis.

Étienne Boulay, tu es un modèle de sobriété et d'inspiration pour moi, toi qui as travaillé si fort à cet aspect de ta vie. Tu m'as accompagné à ma rentrée en thérapie et soutenu à ma sortie, je ne l'oublierai jamais. Merci, mon ami.

Un énorme merci à toute l'équipe de la Maison Jean-Lapointe, que je continue encore aujourd'hui de conseiller afin d'aider ceux qui veulent cesser de boire.

Pierre Houde, Dominic Arpin, Roseline Filion, Joanie Gonthier, Anaïs Guertin-Lacroix, François Gagnon, Olivier Primeau et Éliane Gagnon, de l'agence Le Gérant, vous n'êtes pas que mes clients, vous êtes de grands amis, des partenaires avec qui travailler n'est que pur bonheur. Je vous aime tous et toutes, merci d'être avec moi.

À mon éditrice Marie-Josée Blanchard, merci du fond du cœur de m'avoir proposé d'écrire ce livre, d'avoir cru en moi et en ma capacité à le faire. Gratitude à sa dynamique équipe, qui m'a soutenu tout au long du processus d'édition.

Et merci enfin à ma nouvelle flamme, Nancy, qui est entrée dans ma vie au meilleur moment et qui y sera longtemps. Tu es là pour moi, une magnifique personne que j'honore. Merci, mon amour.

À propos de l'auteur

Sylvain Simard a été animateur pour différentes stations radiophoniques du Québec avant d'être nommé directeur général de Radio Énergie en mai 2011. Par la suite, devant un vent de changement qui le rendait inconfortable, Sylvain a choisi de délaisser le monde de la radio. Sans plan bien précis au départ, il a mis sur pied, de concert avec sa conjointe de l'époque Nathalie Hébert, l'une des premières agences de représentation consacrées uniquement aux animateurs de radio et de télévision.

Aidée de la grande expérience en ressources humaines de Nathalie, ainsi que des contacts et de la connaissance du milieu de Sylvain, La Boîte Simard-Hébert a connu des débuts plutôt modestes, ne comptant que cinq animateurs au moment de son lancement. Mais les succès se succédant et le nombre de personnalités allant en grandissant, La Boîte est vite devenue l'une des plus importantes de l'industrie québécoise.

Pour Sylvain, être gérant d'artistes ne s'arrête pas à la seule négociation de contrats. C'est être aussi le complice de leur vie professionnelle et un développeur de talents.

Il tient à entretenir des relations d'amitié avec tous ceux qu'il représente, pour qui il se dévoue en vue de faire aboutir leurs objectifs et idées communes.

Après le départ de Nathalie Hébert, Sylvain a rebaptisé son entreprise du nom de Le Gérant. L'agence, qui représente entre-autres Pierre Houde, Joanie Gonthier, Isabelle Racicot, Dominique Arpin et Roseline Filion, produit maintenant des séries Web ainsi que des textes destinés aux enregistrements audio et à la télévision.

Sylvain Simard donne également des conférences sur son parcours de vie afin d'aider les gens aux prises avec une dépendance.

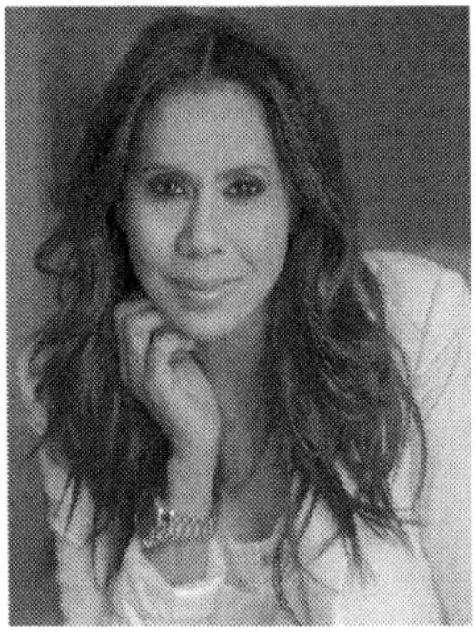

Préface de Isabelle Racicot

Je connais Sylvain Simard depuis 2006, alors qu'il était directeur de la programmation de la station Énergie 94,3 FM, à Montréal. C'est Sylvain qui m'a engagée et congédiée trois ans plus tard! (Il déteste quand je raconte ça!) Notre relation était tellement bonne qu'il est devenu mon agent en 2010.

Je travaille en étroite collaboration avec Sylvain depuis quinze ans et jamais je n'ai soupçonné qu'il avait un problème d'alcool. Oui, il était un peu éparpillé, même parfois désorganisé, et il lui arrivait d'oublier certaines choses qu'il nous avait dites, mais rien de très alarmant. Sylvain était vaillant, motivé, toujours à l'écoute. L'ai-je déjà vu en état d'ébriété? Oui, mais nous étions nombreux à aimer les soirées bien arrosées. Je ne l'ai cependant jamais vu boire de façon excessive dans la journée, jamais soupçonné bref, tout ça pour dire que quelqu'un qui a un problème de dépendance est capable de bien le cacher à son entourage!

Je me souviendrai toujours du moment où Sylvain m'a annoncé qu'il était alcoolique et qu'il sortait d'une thérapie à la Maison Jean-Lapointe. Nous étions assis à une table à Trois-Rivières après avoir passé la journée ensemble à la promotion de l'émission « Je suis chef! ». Pendant une fraction de seconde, j'ai cru qu'il faisait une blague. Vous savez quand on dit qu'on n'a rien vu venir?

Quand il a ouvert sa main et que j'ai aperçu son jeton d'abstinence des Alcooliques anonymes et la fierté qu'il avait de le tenir, je me suis mise à pleurer. J'ai pleuré parce que je n'avais jamais réalisé à quel point mon ami avait souffert en silence pendant des années. J'ai pleuré de joie aussi, sachant qu'il avait pris la décision de se donner une meilleure vie. Il s'était choisi.

Je connais d'autres personnes autour de moi qui sont sobres depuis des années et je suis en mesure de constater combien elles sont fières et reconnaissantes de leur cheminement.

J'ai beaucoup d'admiration pour Sylvain. Je le trouve très courageux d'être allé chercher de l'aide, car c'est un geste difficile à poser. J'imagine que ce geste s'accompagne d'une certaine honte aussi. Malheureusement, l'histoire de Sylvain n'est pas unique. Combien sommes-nous à connaître des gens qui ont un problème d'alcool? Combien d'entre nous regardent un être cher se livrer à ses démons sans que nous puissions faire quoi que ce soit pour l'aider? Combien sommes-nous à éprouver un sentiment d'impuissance face à cette maladie?

Je sais que Sylvain es sincère dans sa démarche d'aider les autres et ce livre, où il se révèle sans pudeur, en est un exemple parfait. J'espère que ce récit fera œuvre utile autour de vous. Je sais que c'est son souhait le plus cher.

À toi Sylvain, je dis : « Bravo, *partner*! » Continue ton travail au quotidien, continue ta quête de venir en aide à ton prochain. Je suis certaine que ton histoire saura inspirer bien des gens.

Isabelle Racicot

Le 5 juillet 2018, à 22 h 30, mon ami Étienne Boulay et mes beaux-parents viennent me chercher au resto-bar où ils me trouvent dans un état avancé d'ébriété.

Mon épouse Nathalie et mes deux plus jeunes enfants étaient en vacances en Floride, où j'étais allé les reconduire en voiture, que je leur ai laissée avant de retourner au Québec en avion, car je devais travailler. J'avais promis à Nathalie une abstinence complète en son absence et j'y étais presque parvenu.

Plus tôt dans la journée, j'avais en effet menti à mes beaux-parents, qui m'avaient recueilli chez eux pour quelques semaines en raison de mon état mental et physique lamentable. Ce soir-là, je devais jouer au hockey avec des amis et j'avais la ferme intention d'aller me saouler tout de suite après. J'avais donc raconté par texto à ma belle-mère que je rentrerais dormir chez moi en prétextant un bris de piscine.

Le match de hockey terminé, je me dirige tout droit vers mon resto-bar préféré. Comme d'habitude, assis tout seul dans un coin, je bois, je bois et je bois encore, sans arrêt. Lorsque je suis passablement magané, la gérante du resto-bar fait venir un taxi pour que je rentre à la maison. Je quitte donc l'endroit assez tôt.

Chez moi, je monte à bord de ma seconde voiture et retourne illico au bar, car la soirée est encore jeune! C'est inacceptable de conduire après avoir tant bu, mais je le fais quand même. Lorsque la gérante m'aperçoit, assis au même endroit, elle est abasourdie et fâchée, et s'empare des clés de ma voiture. Je lui avais dit quelque temps auparavant que je tentais d'arrêter de boire et que si jamais je me défonçais devant elle, il lui faudrait contacter un ami commun pour qu'il vienne me chercher.

C'est ce qu'elle a fait ce soir-là, une initiative qui m'a sauvé la vie.

À l'arrivée d'Étienne et de mes beaux-parents, je me lève comme si de rien n'était. Ils sont fâchés et déçus, avec raison. Je sens alors non seulement que je viens de briser le dernier lien qui m'unit à eux en gaspillant la dernière chance qu'ils m'aient donnée malgré mes erreurs, mes promesses et mes nombreux mensonges. Je dois mettre fin à mon problème d'alcool.

C'est mon ami Étienne qui me ramène chez mes beaux-parents. « Veux-tu aller à la Maison Jean-Lapointe[1], me demande-t-il alors. Je me chargerai de les contacter pour toi. » J'acquiesce immédiatement, car je n'en peux plus. Je sens que je dois mettre fin à tout ça et ne plus jamais revenir en arrière.

---

[1] Centre renommé de Montréal où l'on traite les personnes aux prises avec l'alcool, la drogue ou le jeu pathologique.

Lorsque je rentre chez eux cette nuit-là, je leur déclare : « C'est fini, j'arrête de boire pour toujours. » Mais ils ne me croient pas. Je me mets au lit, où je passe une nuit épouvantable.

Le lendemain, Étienne me déniche la dernière place disponible à la Maison Jean-Lapointe. J'entre donc en thérapie ce jour-là, 6 juillet, à dix-huit heures.

Est-ce le début de la fin? Vais-je devoir affronter mon lourd passé? Cela me fait énormément de peine, car je me suis si souvent frappé à un mur et atteint les bas-fonds. La thérapie n'a pas encore commencé que déjà je suis obnubilé par la peur.

Je ne le sais pas encore, mais cette décision changera le cours de ma vie. Vingt et un jours à affronter mon diable en une véritable bataille que je veux, pour la première fois, gagner à tout prix. Ma belle-mère, que j'ai pourtant marquée au fer rouge la veille, reste gentille et serviable à mon égard. Elle m'accompagne jusqu'à l'intérieur de l'établissement, où un bénévole m'attend. Elle me regarde dans les yeux et me souhaite la meilleure des chances.

Mon cœur bat à tout rompre pendant que le bénévole me parle. Je n'entends rien, je ne comprends rien, je me sens perdu. Nous prenons un ascenseur à la sortie duquel un infirmier m'attend. « Bonsoir, monsieur Sylvain, me dit-il. Suivez-moi, je vais vous faire passer quelques petits tests. »

Je suis plus que dans la lune, je suis complètement vide, sans émotions, rien. Je ne me rappellerai que de quelques questions et tests passés en compagnie du super infirmier, qui m'a fait faire une brève visite de la maison avant de me conduire à ma chambre. Là, je jette mon sac par terre avant de me jeter sur le lit, où je pleure à gros sanglots toutes les émotions qui me font si mal. Je pense même à m'en aller, mais je me ressaisis. Je veux aller de l'avant, ne plus jamais reculer, ne plus jamais retomber. Je ferme les yeux et je récite à voix haute la prière de la sérénité[2], en boucle, jusqu'à ce que je tombe enfin endormi.

Mon enfance : co-dépendance et dépendance

Je suis né en 1967 à Montréal, l'année de l'expo 67, plus précisément le jour de la Saint-Valentin, un petit bébé d'amour, comme se plaisait à le répéter ma mère. Par chance, elle est restée fort lucide malgré les souffrances de l'accouchement, car mon père a songé un moment à m'appeler Valentin! Non pas que j'aie quelque chose

[2] Prière attribuée tour à tour à saint François d'Assise, saint Thomas d'Aquin, Marc Aurèle et le théologien américain Reinhold Nieburh. Elle se lit comme suit : « Mon Dieu, donne-moi la sérénité d'accepter les choses que je ne peux changer, le courage de changer celles que je peux et la sagesse d'en connaître la différence. ».

contre ce prénom, mais je ne suis pas certain qu'il aurait convenu à ma personnalité.

Ma mère Gaétane est native de Saint-David-de-Falardeau, dans le comté Fjord-du-Saguenay, et mon père Lévi est originaire de Saint-Siméon, comté de Charlevoix. Tous deux sont les benjamins de leurs familles respectives, qui comptent chacune douze enfants. Ma mère devient enseignante à 17 ans. Mon père, lui, ne fréquente pas longtemps l'école et va plutôt travailler dans les camps de bûcherons dès ses 15 ans. Il quitte la maison familiale peu de temps après.

Mon père est donc entré très jeune en contact avec le monde adulte et ses vices. Très rapidement, il tombe dans l'alcool, la cigarette et les excès de toutes sortes. Il en vient à boire presque jour et nuit. Il m'a raconté qu'au plus fort de sa consommation, il buvait chaque jour une caisse de vingt-quatre bières et une bouteille de quarante onces de cognac. Le matin, au réveil, si même il avait dormi, il avalait quatre ou cinq onces de cognac pour mettre fin à ses tremblements. Il s'est joint aux Alcooliques anonymes (AA) en 1965.

Lorsque j'ai 2 ans, mes parents décident de quitter Montréal pour retourner s'installer au Saguenay, pas très loin de la famille de ma mère, à Chicoutimi-Nord, un arrondissement de la ville de Chicoutimi. Ma mère retourne à l'enseignement, cette fois à la polyvalente Charles-Gravel, située en face de chez-nous.

Notre maison était située juste à côté du casse-croûte Le Campus, ou les élèves allaient manger une frite sur l'heure du midi ou quand ils séchaient leurs cours. Tout petit, j'allais au Campus avec mon père, qui m'achetait des boissons gazeuses et des bonbons ou faisait jouer des chansons pour cinq sous dans le juke-box.

Mon père s'est promené de boulot en boulot. Il a été tour à tour chauffeur de taxi, pompiste et gérant d'une station-service, puis vendeur d'automobiles, métier qu'il a exercé jusqu'à sa mort. Il s'impliquait à fond dans le mouvement des Alcooliques anonymes, mais il avait de la difficulté à faire taire ses démons. En fait, jusqu'à la toute fin, même s'il est presque toujours resté sobre, il aura eu de la difficulté à maîtriser sa dépendance à l'alcool et au jeu, qu'il n'a jamais réussi à corriger.

Au début de la soixantaine, on lui a diagnostiqué une bipolarité pour laquelle il a été médicamenté. Il s'est alors senti mieux, beaucoup plus calme et doux. J'ai trouvé tellement triste qu'il meure aussi jeune alors que la vie lui souriait enfin. Même sur son lit de mort, j'ai senti sa paix et son calme, si beaux à voir.

Quand j'étais très jeune, ma mère était gravement malade. Elle était atteinte d'une maladie rare aux intestins, dont les symptômes étaient fréquents et douloureux, et elle devait se rendre à l'hôpital presque tous les mois pour y subir des traitements. Cette maladie faisait que l'intestin, au lieu de se compresser pour éliminer les selles et les gaz, se gonflait démesurément. Pour vous donner une idée, son ventre devenait en quelques heures aussi gros que celui d'une femme enceinte de sept mois. Les souffrances qu'elle endurait alors étaient atroces. Elle se retrouvait donc très souvent à l'hôpital de Chicoutimi, où on lui donnait des calmants et lui faisait des lavements intestinaux aussi souvent qu'on se lave les mains. C'était d'ailleurs tout ce qu'on avait trouvé pour la soulager. Ma mère était pour ainsi dire abonnée à l'hôpital.

En 1972, le temps presse, l'urgence s'installe, il faut trouver un remède à sa maladie. Son médecin de famille la réfère au Centre hospitalier universitaire de Sherbrooke, qui se spécialise dans les maladies intestinales. Après quelques rendez-vous et plusieurs tests, le diagnostic tombe : il faut lui enlever le côlon au complet, du rarement vu! On conseille à ma mère d'aller passer d'autres tests, cette fois dans un hôpital universitaire de Philadelphie qui traite ce type de maladie, afin de s'assurer que l'ablation de son gros intestin ne nuirait en rien à son système digestif. Mes parents acceptent, ma mère quitte la maison pour une période de trois semaines.

Quand on est petit gars, être séparé de sa mère aussi longtemps fait mal. J'ai alors 5 ans, mes deux jeunes frères ont 4 ans et 1 an. Mon père prend la maisonnée en charge. Ce seront des moments difficiles qui me marqueront, car ses démons le rattrapent solidement. Un soir, en fait en pleine nuit, j'entends qu'on tente d'entrer dans la maison. J'ai peur. J'appelle mon père sans arrêt, mais il ne répond pas. Puis j'entends une clé qui tourne dans la serrure et je me précipite à la porte, mon petit cœur battant à 300 km/heure.

Mon père est là dans le portique. Je ne comprends pas ce qui se passe tandis qu'il me parle. Je ne saisis rien de ce qu'il marmonne, on dirait qu'il a des guimauves plein la bouche. Il me demande enfin de l'aider à retirer ses bottes et son manteau. Je ne suis pas bien. Pendant que je l'aide à marcher vers sa chambre, il me dit à l'oreille en pleurant qu'il m'aime et qu'il s'excuse. Je lui dis que je l'aime aussi en l'aidant du mieux que je le peux à traverser le petit couloir jusqu'à sa chambre. Là, je le déshabille et le borde avant de regagner mon lit.

Je suis en état de choc. Je sens bien que mon père n'est pas dans son état normal, mais je ne sais pas pourquoi. Je tremble de tout mon corps. J'entends soudain un énorme bruit qui vient de sa chambre. J'y retourne en courant et lorsque j'ouvre la porte, je vois mon père qui cherche quelque chose sous son lit. « Ferme la porte, mon grand, me dit-il. Tout va bien. »

Je sais que ça ne va pas du tout, et je vois sous le lit ce qu'il tente d'en sortir : de la bière. Je ne me rappelle pas si c'était un pack de six ou une caisse de douze bières, mais je me précipite, m'empare de cette merde et me dirige vers la porte d'entrée. Mon père essaie tant bien que mal de me suivre en me criant de lui rapporter ça sur-le-champ. Mais pouvez-vous croire que du haut de mes 5 ans de vie, j'ouvre la porte et balance la caisse dehors dans la neige?

Lorsque je me retourne, mon père est assis par terre et pleure. Nous retournons tous les deux à nos chambres. J'ignore s'il a dormi cette nuit-là ou s'il a plutôt continué à boire je ne sais trop quel alcool caché sous son matelas, mais dans mon cas, je pleure, je tremble et je prie que tout s'arrête. C'est le début de temps très difficiles pour lui, et bien sûr aussi pour nous ses enfants.

Déjà à 6 ans, je me sens coupable de ce qui se passe à la maison et je prends sur mes épaules la responsabilité de la maladie de ma mère et la rechute dans l'alcool de mon père. Je dis sans arrêt à ce dernier que je m'excuse de ce qui arrive et que je vais tout faire pour l'aider.

Dès mon premier jour de thérapie à la Maison Jean-Lapointe, nous abordons le thème de la dépendance, ce qui me semble évident dans mon cas, mais aussi celui de la co-dépendance, dont je me rends compte pour la première fois. En plus d'ignorer mes problèmes, je veux sauver l'univers, tout donner à l'autre même s'il a de graves problèmes, un comportement hargneux et irrespectueux. Je ferai tout pour l'aider, pour le sauver, quitte à me perdre.

À Jean-Lapointe, je capitule dès le jour 1 : je suis un alcoolique, un dépendant et un co-dépendant. J'ai perdu, depuis très longtemps, le contrôle de ma vie.

Me pardonner et faire la paix avec mon père

Lors de ma première rencontre avec mon thérapeute de la Maison Jean-Lapointe, nous élaborons le plan de ma thérapie et comment se passeront les vingt et un jours de mon séjour dans ce centre. Bizarrement, je suis excité et j'ai hâte de connaître la suite. Le travail sera colossal, mais je suis prêt et je veux affronter mon démon, mon diable, qui ne le sait peut-être pas, mais à qui je veux sacrer toute une volée! Cependant, je veux aller trop vite, je le sais, je le sens. Je n'en suis qu'au jour 2 de ma thérapie et je voudrais être au jour 21. Je dois avancer étape par étape, ce qui est tout un défi pour moi qui n'ai jamais fonctionné comme ça.

La première chose que je dois faire, c'est de me retrouver face à moi-même. Serez-vous surpris si je vous dis que je ne me connais pas vraiment? Que j'ai des qualités dont j'ignore l'existence et des défauts que je ne veux tout simplement pas voir? Je me retrouve tout seul dans une chambre d'un centre de traitement pour dépendants avec une trentaine d'étrangers. C'est le moment où jamais d'affronter mon ennemi.

J'assiste ce soir-là à une première réunion des Alcooliques anonymes. Je prends place pour ce faire dans une salle où j'ai déjà mis les pieds, très jeune, avec mon père. Les émotions montent instantanément. Assis à l'arrière, je passe les quatre-vingt-dix minutes que dure la réunion à pleurer. À mes côtés, un gars et une fille, eux aussi en thérapie, essaient de me consoler mais je n'arrive pas à me contenir. Je me vide complètement.

Les souvenirs de ma relation plus que difficile avec mon père me hantent. Avant qu'il décède en 2000, à l'âge de 63 ans, il m'a dit sur son lit de mort : « Tu es une belle personne, mon grand. Tu vas avoir une belle vie. Je suis fier de toi. Je vais t'accompagner, je serai là. »

J'ai à peine réagi. En fait, l'indifférence que j'ai ressentie à ces paroles de mon père, qui étaient pour lui des excuses sincères, s'apparentait à un véritable bain de glace.

Lorsque je remonte à l'étage après la réunion, je raconte rapidement à quelques personnes la raison pour laquelle je pleurais tant, ma relation avec mon père, mais aussi et surtout le fait que je n'avais rien fait pour tenter de vaincre mes peurs et mes problèmes. De retour dans ma chambre, j'écris dans mon journal de bord que je pardonne à mon père et que je lui parlerai désormais tous les jours, pour qu'il m'accompagne et m'aide à prendre ma vie en main. Le poids qui pesait sur mes épaules vient de s'alléger.

J'ai été tour à tour témoin et victime des nombreux comportements malsains de mon père, directement reliés à son alcoolisme, qu'il n'a malheureusement pas été capable de maîtriser entièrement du fait qu'il ne suivait pas vraiment le programme de rétablissement des AA. J'ai décidé de me servir de ces situations afin de m'éviter les mêmes comportements. J'ai été battu à coups de ceinture, contrôlé mentalement et verbalement, réduit en miettes par des commentaires qui ne faisaient ni queue ni tête. J'ai été témoin d'incroyables comportements de rage, d'excès et de violence. Je ne voulais pas me retrouver là et tomber comme lui dans la merde.

Mon père aura été un modèle pour moi, pas toujours le bon, mais cela a tout de même fait que j'ai inconsciemment tassé certaines choses de ma vie dès mon enfance. La peur que j'avais de lui et de sa violence a fait que j'ai vite voulu aider les autres, les aimer, veiller à ce qu'ils ne manquent de rien. Je m'oubliais complètement ce faisant, mais je me sentais si vite accompli quand je faisais du bien à quelqu'un, n'était-ce que par de petits gestes. Je voulais tant donner d'amour, alors qu'en fait, je cherchais à en recevoir.

Tout petit, je racontais des mensonges, des histoires, à ma famille, à mes oncles, mes cousins, mes tantes, juste pour qu'ils me prêtent attention et m'écoutent. Me retrouver devant trois ou quatre grandes personnes qui me regardaient, en souriant, raconter mes histoires, même inventées, c'était pour moi obtenir instantanément de l'amour.

Je me rappelle qu'à l'âge de 5 ou 6 ans, j'ai tenté de faire croire à mon cousin et à mon oncle, chez qui je passais souvent mes week-ends à Saint-David-de-Falardeau, que mon chien Frimousse s'était perdu et qu'il était parti de Chicoutimi-Nord pour venir me rejoindre à Saint-David. J'ai raconté que je venais tout juste de le croiser dans les rues du village et que quand j'avais voulu l'attraper, il s'était mis à courir sur la grande route, sans doute pour s'en retourner à Chicoutimi!

Des histoires comme ça, j'en inventais chaque semaine. Pour ma famille, c'était mignon et drôle. Pour moi, c'était la recherche d'attention, de plaisir et de bonheur que je voyais dans leurs yeux pendant que j'inventais des histoires.

Ma mère rentre à la maison, mon père fait une nouvelle rechute

Après avoir passé vingt et un jours aux États-Unis dans un hôpital spécialisé de Philadelphie, ma mère rentre à la maison avec la confirmation que l'ablation de son gros intestin est effectivement la meilleure solution à son important problème de santé. La chirurgie aura lieu à l'hôpital de Sherbrooke et sera suivie d'une convalescence de plusieurs mois exigeant des suivis hebdomadaires dans cet hôpital.

Je me rappelle vaguement que mes parents nous ont annoncé, à mes frères et à moi, que nous allions déménager en Estrie afin d'être près de notre mère. Je me souviens à peine de notre réaction à cette annonce. En revanche, je me rappelle très bien que, plus tard en soirée, alors que je suis au lit, j'entends ma mère qui parle à mon père et le rassure en lui chuchotant des mots que je perçois à peine. Je me lève et j'aperçois mon père qui pleure dans la baignoire et ma mère qui le lave et le rassure en lui disant que tout va bien se passer.

Je me rends compte alors que mon père est dans le même état que le soir ou j'ai balancé sa bière dans le banc de neige. Il est complètement saoul, encore une fois. Je me mets à pleurer. « Ça va, papa? Pourquoi tu pleures comme ça? » Ma mère me remet au lit en me disant de ne pas m'inquiéter, qu'elle s'occupe de papa qui est simplement fatigué.

Ah! Ma mère! Une sauveuse, une sainte, qui s'occupe toujours de tout et pour qui il n'y a jamais de problème. Cette mère est la mienne! Je me sens tout de suite rassuré, contrairement à la dernière fois. C'est quand même fou combien les conjoints de personnes dépendantes sont très souvent faits forts, véritablement indestructibles. Vous n'avez pas idée de ce que mon père a fait endurer à ma mère. Mais elle était toujours debout, toujours au front, et même si elle a frôlé la mort à plusieurs reprises et que sa maladie a été un véritable boulet que plusieurs auraient été incapables de porter, elle était toujours la plus vivante et la plus positive. S'il existait un mot plus grand que « sainte », c'est certain qu'il décrirait ma mère Gaétane, qui sera pour toujours mon exemple!

Les mensonges

Nous emménageons dans un petit bungalow de la rue Roberge à Rock-Forest, banlieue dortoir de la ville de Sherbrooke. Cette maison, ce quartier, cette région marqueront solidement ma vie. Rapidement, je me fais des amis et je me sens bien.

Mon père se trouve un boulot chez un concessionnaire de Sherbrooke, N.V. Cloutier, où il devient une machine de la vente. Malgré sa dépendance et ses très forts traits de caractère, il est un méga-leader qui aime être aux petits soins avec les autres et élargir sans cesse son cercle d'amis. Quand il agit comme ça, je suis fier de lui.

Malheureusement, ses écarts de conduite prennent trop souvent le dessus, et la rage, la colère et l'hystérie ont alors raison de lui. Il est donc fréquent de voir mon père, dans une même discussion, rire, sourire et se montrer sympathique, puis devenir rouge de rage, s'emporter et chercher à tout casser. Ma mère, mes frères et moi étions toujours sur le qui-vive, ne sachant jamais dans quel état il se trouverait. C'était tellement triste.

Ma mère continuera de nous protéger, mes frères et moi, et nous cachera pendant longtemps les autres dépendances de mon père. Nous nous en rendrons compte par nous-mêmes à l'approche de l'adolescence. Non seulement il était alcoolique, mais il a aussi abusé de médicaments et joué à l'argent. Ma mère devait cacher son chèque de paie, car s'il le trouvait dans son sac à main, il l'obligeait alors à l'endosser et vous pouvez être certain que l'argent qu'il obtenait ainsi ne faisait pas long feu.

Il mentait aussi beaucoup, en disant par exemple qu'il se rendait à des réunions d'AA à Montréal, alors que la ville de Sherbrooke était remplie de groupes d'aide pour alcooliques. En fait, il allait dépenser l'argent de la famille à l'Hippodrome de Montréal, mieux connu à l'époque sous le nom de Blue Bonnets. C'était une autre de ses méga-obsessions.

Il m'aura fallu des années avant de comprendre cette dépendance particulière de mon père. Un des souvenirs marquants que j'en garde est ma sortie avec lui au Forum de Montréal (maintenant Centre Bell), où nous étions allés voir un match du Canadien. Au milieu de la première période, mon père m'a demandé si ça me dérangerait de rester seul une trentaine de minutes, en me servant je ne sais plus quel prétexte.

Il a mis presque deux heures avant de revenir. Au bout des trente premières minutes, comme il ne revenait pas, j'ai commencé à paniquer et je me suis mis à monter et descendre les escaliers à sa recherche. Il n'est réapparu qu'un peu avant la fin du match, comme si de rien n'était. Je me suis mis à pleurer, et lui m'a chicané en me sommant d'arrêter de pleurer sur-le-champ. J'avais 12 ans.

C'est tout simplement fou ce que les problèmes de dépendance peuvent faire. Plusieurs années plus tard, j'apprendrai qu'il s'était rendu à Blue Bonnets ce soir-là pour parier sur les chevaux. Il faut être malade pour laisser un garçon de 12 ans seul au milieu d'une foule de quinze mille personnes en espérant faire fortune. Quand on dit avoir perdu complètement le contrôle de sa vie, cet exemple est frappant.

Un autre problème a aussi fait son apparition à quelques reprises dans mon enfance. Ma mère était repartie pour plusieurs semaines à l'hôpital de Philadelphie afin d'y passer de nouveaux tests, cette fois pour déterminer si l'ablation de son gros intestin donnait les résultats escomptés. Un soir, en rentrant du travail, mon père s'est précipité au sous-sol où il a englouti je ne sais plus combien de bouteilles de deux litres de Pepsi avec plusieurs comprimés de valium.

Chaque fois, ces soirées se terminaient de la même façon. Il devenait bizarre, déparlait, articulait avec difficulté et riait sans aucune raison. Après quelques jours à endurer ce comportement, fou d'inquiétude, je me suis enfermé dans une chambre avec mes petits frères et j'ai appelé une de mes tantes pour lui dire ce qui se passait. Elle est venue nous chercher et nous as emmenés chez elle pour que mon père puisse se reposer.

Ce soir-là, mon père m'a supplié en pleurant de ne pas partir, en disant qu'il avait besoin de moi. Tout à l'envers, j'ai voulu rester, mais ma tante nous a pris en charge et c'est mon oncle qui est resté pour s'occuper de papa. C'est une des situations qui m'a le plus marqué de toute ma vie.

J'avais tout de même une relation bien spéciale avec mon père. Nous étions très proches l'un de l'autre. Je suis convaincu qu'il m'aimait, et qu'il cherchait à me guider et à me montrer le bon chemin. Quand il me brusquait, me battait et me maltraitait, je suis tout aussi convaincu qu'il allait ensuite se cacher pour faire exploser sa honte. Malgré tous les mauvais moments qu'il m'a fait passer, je l'ai aimé énormément. C'était mon héros. Je voulais lui faire plein de câlins afin que tout aille bien et que la douceur remplisse son cœur. Le sauver sauverait la famille. Notre relation d'amour/haine s'est poursuivie jusqu'à sa mort en 2000.

Je commence mes dérapes sur le tard, mais pour longtemps

Mon père, très autoritaire, nous a interdit à mes frères et à moi de boire de l'alcool avant nos 18 ans. En fait, l'alcool chez mes parents sera toujours interdit et mal reçu, même quand nous serons adultes. Le nombre de bières que j'ai consommées, adolescent, toujours en cachette, se compte sur les doigts d'une main. Quant à la drogue, j'y ai à peine touché.

Mon père, qui était aussi très méfiant, me surveillait de très près. Il m'attendait toujours au retour de mes sorties, et j'avais intérêt à ne pas avoir bu et à ne pas arriver en retard, sinon j'étais cuit. Les conséquences étaient très sévères. Il avait arrêté de me frapper à l'adolescence, mais il avait une façon bien à lui de me jouer dans la tête. Quand je dépassais même d'une minute mon heure de rentrée, les mots qu'il me balançait alors par la tête étaient pour moi un enfer. Il me criait dessus sans marquer de pause, à moins que je n'avoue rapidement mon erreur et que je m'excuse, même si très souvent je n'avais rien fait de mal. Je peux vous dire que la confiance en moi m'a longtemps fait défaut.

À la fin de mon secondaire, après la finale provinciale de football scolaire à laquelle je participe, un de mes co-équipier invite joueurs, entraîneurs et parents à célébrer chez lui la fin de la saison. Tout le monde est là, à l'exception de mes parents, et évidemment mon père m'a averti très sévèrement de ne pas rentrer tard et surtout de ne pas boire.

Les entraîneurs avaient prévu deux bières par joueur pour l'occasion. Tous les gars en ont pris une première, sauf moi. Les gars m'ont taquiné en m'invitant à trinquer avec eux, mais j'ai refusé, sans leur expliquer pourquoi je ne voulais pas boire. Quand on a débouché la deuxième bouteille, je l'ai acceptée en me convainquant que plus rien ne paraîtrait à mon arrivée à la maison, prévue quelques heures plus tard, ni mon haleine ni l'effet du faible taux d'alcool de cette unique bière.

J'ai pris l'autobus de la ville pour rentrer à la maison, en m'y prenant trente minutes d'avance. J'étais content, car j'arriverais plusieurs minutes avant l'heure prévue et je n'aurais donc pas à subir les foudres de mon père. Une fois à la maison, j'ai ouvert doucement la porte et j'ai vu mon père qui m'attendait, assis dans l'escalier.

« Allo papa! Tu vas bien? Je suis en avance. Tadam! » Il m'a regardé longuement avant de dire : « Tu as bu? »

– Hein? Ben non, j'ai rien bu, je te jure! » Je lui ai même soufflé dans le visage pour qu'il sente mon haleine.

« Je ne te crois pas, tu as les yeux tout rouges. Tu as aussi fumé de la drogue? Dis-moi la vérité! »

Oui, j'avais pris une bière, mais plusieurs heures auparavant. Je ne comprenais pas pourquoi mes yeux étaient restés rouges! C'est d'ailleurs ce qui s'est toujours produit par la suite : une gorgée d'alcool et mes yeux rougissaient instantanément.

Évidemment, mon père ne m'a jamais cru. La punition a été ultra sévère. Comme à son habitude, que j'aie posé un petit ou un gros geste, il me punissait sévèrement et pour longtemps. J'étais toujours mort de peur lorsque je rentrais à la maison, même si plus souvent qu'autrement je n'avais strictement rien fait. Il me surveillait et me jugeait sans arrêt. Sa peur que je tombe moi aussi dans l'alcool ou la drogue le faisait réagir sans cesse avec trop d'intensité. Notre relation ne s'améliorait pas. Plus j'avançais en âge, plus elle se détériorait.

Le cégep[3] de Jonquière

Dès la fin de ma quatrième année de secondaire, j'ai commencé à m'intéresser aux différents collèges du Québec où je pourrais étudier en communication. Les programmes d'études dans le domaine n'étaient pas très nombreux au public. J'ai choisi le cégep de Jonquière, bien que ce fût loin d'être gagné. D'abord, mes notes étaient moyennes et les demandes pour les quelque cent vingt places étaient très nombreuses. Les chances que j'y sois accepté étaient donc minces.

Plus difficile encore était que mes parents, surtout mon père, ne voulaient pas que j'aille étudier à six heures de la maison. Il ne pourrait plus me surveiller et me contrôler, et ça le rendait encore plus impulsif et agressif. Je ne sais pas comment j'y suis arrivé, mais il a finalement accepté que je dépose ma demande pour faire une technique en art et technologie des médias, un programme d'études collégiales très couru au Québec. Je pense qu'il était certain que je ne serais jamais accepté, vu mes notes et le nombre restreint d'admissions. C'est sûrement pour ça qu'il m'a permis de m'inscrire.

Il m'a cependant obligé à m'inscrire aussi à deux autres collèges, ceux-là situés à Sherbrooke, mais pas en communication et j'ai alors choisi de me diriger dans l'en-

[3] Acronyme de collège d'enseignement général et professionnel.

seignement en éducation physique, car j'étais très sportif. J'ai reçu très rapidement les réponses de ces deux collèges, qui m'acceptaient dans leur institution. La réponse de Jonquière, elle, se faisait attendre. Tous les matins, je me rendais à notre boîte aux lettres dans l'espoir d'y trouver la lettre d'acceptation, mais en vain.

Mon père était content. J'étais accepté aux deux collèges de Sherbrooke et le fait que la réponse du cégep de Jonquière tardait tant à venir était pour lui la preuve que j'avais été refusé. La plupart de mes amis avaient déjà reçu leur lettre d'admission. Persuadé que j'étais cuit, je me suis préparé mentalement à ce refus et à ma nouvelle orientation scolaire. J'ai même cessé d'aller chercher le courrier.

Un soir que je rentrais de mon boulot d'été, ma mère, qui m'attendait pour le souper, m'a remis une lettre du collège de Jonquière. J'étais à la fois excité et très nerveux, j'avais peur…

Contre toute attente, j'étais accepté! Je me suis mis à courir partout dans la maison en sautant et en criant de joie. Ma mère était contente. Elle m'a demandé d'appeler mon père à son travail pour lui annoncer la nouvelle. Aïe! Je ne me sentais vraiment pas le courage de lui annoncer ça, tellement j'étais convaincu qu'il ne serait pas content et qu'il essaierait de m'empêcher d'y aller.

Le téléphone a sonné sur l'entrefaite et ma mère a répondu. « Allo?... Attends, je te passe ton grand, il a quelque chose à te dire. » Elle m'a passé le combiné, que j'ai pris en tremblant de partout. « Papa, je sais que tu ne me croiras pas, mais j'ai été accepté à Jonquière. »

Il y a eu un silence, assez long. J'avais les larmes aux yeux. Enfin il m'a répondu : « Bravo, mon grand, je suis fier de toi! »

Je me suis mis à pleurer de joie. Je ne croyais pas ce qui venait de se passer. « Papa, merci, je ne te décevrai pas. Je vais avoir une belle carrière, je te le jure. »

– Ça, on verra. Jure-moi plutôt que tu vas te consacrer à tes cours, pas aux fêtes. »

Je lui en ai fait la promesse, mais je ne l'ai pas tenue.

Au mois d'août 1984, j'entame au cégep de Jonquière un programme d'études d'une durée de trois ans. Je m'installe dans une maison de chambres avec un ami d'enfance, Pierre, un de mes grands amis à vie. Nos premiers jours ont été plutôt difficiles, car nos familles nous manquaient. Heureusement que nous vivions dans la même maison! D'un autre côté, je me suis vite senti vraiment bien, car j'éprouvais un sentiment de pure liberté. Le fait de ne pas avoir mon père au-dessus de mon épaule était une libération totale.

Trois jours après notre arrivée, il y a eu les initiations. Des épreuves de communication, oui, mais accompagnées d'interminables beuveries. C'était décadent. Première épreuve, je ne réussis pas. Ma punition est de caler une grosse cannette de bière, ce que je réussis assez facilement. Et puis une deuxième, une troisième et une quatrième. J'étais pompette! Je venais de réaliser que mon corps serait capable de prendre de grosses Labatt 50 à volonté.

Cette initiation a été suivie de ma première expérience de surconsommation, que j'ai remportée haut la main. La fête, qui acommencé à quinze heures, se termine dans un bar douze heures plus tard. Je suis toujours debout et je me suis fait plein d'amis de deuxième et troisième année, qui m'appellent le super petit nouveau. Je me sentais comme une *rock star*. J'ai bu jusqu'à la fermeture du bar et j'ai passé le reste de la nuit dans un casse-croûte avec un tas de monde que je ne connaissais pas, mais que j'avais « adopté ».

Je viens de connaître l'euphorie de l'alcool et j'ai hâte de recommencer l'expérience. J'ai 17 ans et il est clair que le diable ne rôde pas bien loin de moi. Muni de son petit escabeau, il attend, prêt à grimper sur mon épaule. Ça ne tardera pas.

Quelques jours après cette fameuse initiation, je me mets à sortir dans les bars de la ville, les vendredis et samedis soir au début, auxquels j'ajoute bientôt les jeudis et les dimanches. En réalité, n'importe quel soir fait l'affaire, car j'en fais vite une routine. Les spéciaux pour étudiants de l'époque sont insensés. Je me rappelle les trois pour un de grosses bières dont j'ai profité à fond. À l'achat d'une bière, on nous donnait des coupons que nous remettions ensuite au barman contre une grosse 50, ou que nous accumulions pour une prochaine fois. J'en avais vite plein les poches, mais à la fin de la soirée, il ne m'en restait aucun. Souvent même, mes copains me donnaient leurs coupons avant de rentrer pendant que je restais seul à boire au bar.

Les premières semaines, je buvais en quantité industrielle, dansais et m'amusais avant d'aller manger une grosse poutine au casse-croûte Chez Max. Je ne manquais aucune de mes activités sportives, ni aucun cours, même si je me soûlais la gueule plusieurs fois par semaine. Je me trouvais bien solide, car je prenais de l'assurance.

J'ai terminé ma première année de collège avec des notes quand même respectables et je suis retourné chez mes parents pour l'été en vue de me trouver un emploi étudiant. Ma relation avec mon père a repris là où elle s'était arrêtée. J'avais eu 18 ans au printemps et je me pensais au-dessus de tout. Même si ma relation avec eux n'était pas toujours rose, mes parents m'auront aidé tout au long de mes études collégiales. Je n'avais pas droit à des prêts et bourses, et sans leur aide je n'y serais pas arrivé.

Mon père s'est servi de cette situation pour continuer à me contrôler. Il me le rappelait sans cesse et me poussait dans le dos pour que je me trouve très vite un travail d'été, que j'ai obtenu quelques jours après mon retour. En fait, j'ai occupé quatre emplois d'été durant mes trois ans de collège.

J'ai bu très peu cet été-là, mis à part quelques rares sorties avec des amis, quand mes parents n'étaient pas là, ce qui ne se produisait pas très souvent. J'avais hâte de repartir pour Jonquière, pour revoir mes amis et surtout recommencer à faire la fête.

Je convaincs quelques amis d'arriver plusieurs jours avant la rentrée en deuxième année. Dès le premier soir, je bois tellement que je m'endors dans les toilettes, jusqu'à ce que le responsable de la sécurité vienne me réveiller à la fermeture du bar et m'accompagne jusqu'à la porte. Quelques-uns de mes amis, qui me cherchaient depuis des heures, me retrouvent à la sortie. Quant à moi, je reprends tout de suite mes sens et nous allons poursuivre la fête aux résidences du cégep pour le reste de la nuit. Là, j'engloutis encore plein de bière, comme si une nouvelle soirée débutait.

Mes amis n'en reviennent pas qu'après m'être évanoui au bar, je sois capable de reprendre des tonnes de boisson comme si rien ne s'était passé. J'ai 18 ans, j'ai commencé à boire quelques mois auparavant et je suis déjà incapable de boire raisonnablement. J'ai toujours besoin de boire jusqu'à ce que mon corps cède, à chacune de mes sorties Ce devait être bien triste à voir, mais quant à moi, je vivais dans le déni complet.

Je buvais déjà beaucoup lors de ma première année à Jonquière, mais je ne m'endormais ou m'évanouissais que très rarement. Dès ma deuxième année, je bois à l'excès plusieurs fois par semaine. Ça devenait gênant. Mes amis me cherchaient sans cesse jusqu'à ce qu'ils me retrouvent endormi sur une table au fond d'un bar. J'étais vraiment dégueulasse. Ils me réveillaient chaque fois au moment de partir et devaient souvent me soutenir jusque chez moi. J'avais très honte, mais après quelques heures de remords, j'étais prêt à recommencer.

Malgré toutes mes soirées folles, ne me demandez pas comment j'y arrivais, mais je ne manquais jamais mes cours, même que je m'en sortais très bien. Je pense que dans mon esprit le fait que je réussisse mes cours tout en faisant la fête plusieurs soirs par semaine faisait que le déni et les mensonges à mon entourage occupaient déjà une grande place dans ma vie.

Tous les samedis soir, mes amis et moi avions un rituel. Ils passaient souper chez moi, où nous mangions des spaghettis en regardant le hockey à la télé tout en avalant une caisse de vingt-quatre et une grosse bouteille d'alcool fort. Nous étions six. Notre défi, que nous relevions à quatre ou cinq, était de finir l'alcool en même temps que le match de hockey, question de nous diriger ensuite rapidement vers nos bars préférés, en état d'ébriété bien avancé. Devinez qui en consommait le plus? Toujours moi. Il n'était pas rare que même s'il était tôt en soirée, j'aie de la difficulté à tenir debout et à parler. Mes amis riaient de bon cœur, sachant très bien comment je terminerais ma soirée, saoul mort, écrasé sur une table au fond du bar. En fait, plus l'année scolaire avançait, plus je m'endormais tôt sur les petites tables des bars. C'était vraiment honteux!

Certains membres de mon entourage au collège ont commencé à me dire mes quatre vérités : « Beaucoup de gens se moquent de toi ici au cégep, car tu as une réputation de saoulon! » – « Une de mes amies te trouve bien mignon et gentil, mais elle ne veut pas te fréquenter parce que tu bois trop. » – « Le gérant du bar où je travaille aimerait t'engager comme disc-jockey, mais moi je n'ose pas te recommander de peur que tu sois incapable de terminer ta soirée derrière les tables tournantes. »

Je réussissais parfois à réduire ma consommation quand je pratiquais des sports de compétition, qui me gardaient les pieds sur terre. Je jouais au hockey, au football et au basket-ball. Avec trois ou quatre matchs par semaine, ça me ralentissait un peu.

Ma vie aura toujours été pleine de rebondissements dont j'étais très souvent la cause. Une de mes passions, qui me ramenait trop souvent dans bars, était la musique. À 12 ans, j'ai entrepris d'apprendre le métier de disc-jockey par moi-même. J'écoutais des stations de radio comme CKMF et CKOI, qui diffusaient plein de mixages et de montages que j'enregistrais et tentais par la suite de reproduire sur des cassettes de quatre pistes. Mon « équipement » était fort limité, mais j'arrivais souvent malgré tout à faire de bons mixages.

Je suis donc vite devenu DJ, d'abord au secondaire à la radio étudiante, même à 16 ans en secret dans un bar à proximité de chez moi qui fermait à deux heures du matin, et aussi dans quelques fêtes privées. Dès ma première session au cégep, alors que je n'ai encore que 16 ans, j'ai été DJ au bar Le Noctambule à raison d'un soir par semaine. On me remettait 30 $ pour la soirée, avec bar ouvert pour le DJ. Le nirvana! Je mettais de la musique, je la mixais et je me saoulais sans que ça ne me coûte un sou.

La gérante de l'endroit n'a pas tardé à me dire de surveiller ma consommation. Dès ma deuxième soirée au bar, j'ai tellement bu que je suis tombé deux fois devant elle de l'échelle qui menait à la cabine du DJ. Une autre honte. Elle a elle-même réduit ma consommation d'alcool en me retirant le bar ouvert et en me remettant quelques coupons échangeables contre un nombre restreint de verres. J'ai facilement contourné la difficulté. Une fois les coupons épuisés, je m'offrais des consommations que le bar offrait en spécial à la clientèle. La gérante, qui ne cherchait pourtant qu'à m'aider, s'est vite découragée et m'a remercié après seulement quelques soirées.

Cette femme a bien essayé de me faire comprendre de plusieurs façons que j'avais peut-être un problème d'alcool, mais j'étais déjà bien installé dans le déni. J'ignorais tout, les bons conseils et les recommandations comme les commentaires désobligeants. Je ne voulais rien entendre, rien savoir. Je ne considérais pas avoir de problème et je voyais mes beuveries comme une expérience normale de la vie. Je fêtais comme tous mes copains, à la différence que moi je perdais le contrôle à chacune de mes sorties.

À 18 ans, je pense que je n'ai pas de comptes à rendre à qui que ce soit

Le samedi 14 février 1985 est la journée de mes 18 ans. J'étais resté debout jusqu'à minuit une minute pour me sentir adulte. La fête a eu lieu la veille et a commencé très tôt. J'attendais cette date avec beaucoup d'impatience, car j'avais hâte d'être enfin un adulte qui n'aurait plus à demander de permissions à son père. Je pourrais enfin faire ce que je voulais quand je le voulais.

Évidemment, ce soir de fête en est tout un. Avec plein d'amis, je bois, je danse et je m'amuse, mais je reste bien conscient, pour une rare fois. Cette nuit, très importante pour moi, et le fait que je ne me sois pas défoncé, me font croire que je suis au-dessus de tout, que je suis maintenant le maître de ma vie. Tassez-vous, je fonce!

Quelques jours après, je suis allé passer la semaine de relâche dans la nouvelle maison de mes parents, à Montréal. Dès le premier soir, j'ai annoncé à ma mère : « Maman, je sors dans un bar avec mes amis, ai-je annoncé à ma mère dès le premier soir. Je ne sais pas à quelle heure je vais rentrer, mais comme j'ai maintenant 18 ans et que je suis adulte, je n'ai pas de comptes à vous rendre... »

Son visage en disait long. « Appelle ton père pour le prévenir. Il ne sera pas content si tu fais ça. »

« Non, maman, je ne l'appelle pas. Il ne peut plus m'empêcher de faire ce que je veux, je suis majeur. » Et j'ai quitté la maison pour ne rentrer que tôt le lendemain matin.

J'ai mis les pieds dans la maison en m'attendant à ce que mon père me crie après. Eh bien, non. Mes parents dormaient, mes frères aussi. J'étais tellement content! Je me suis dit que mon père comprenait et acceptait ma nouvelle vie d'adulte. Je me suis vite mis au lit avec l'idée de dormir longtemps.

Ma nuit fut plus que courte. Mon père est venu tirer sur mes couvertures et m'a ordonné de le rejoindre tout de suite à la cuisine. Mon cœur s'est emballé, car je savais que j'allais passer un mauvais quart d'heure. J'ai tenté de rester calme pendant que mon père me questionnait. « T'étais où toi, cette nuit? T'es rentré à quelle heure?

– Je n'ai pas à te dire où j'étais. Je suis majeur et n'ai plus à justifier mes allées et venues. »

Il a regardé ma mère, qui l'enjoignait de rester calme. Il m'a ensuite regardé droit dans les yeux et a monté le ton. « Tant que tu vivras ici et que nous t'aiderons à payer tes études, tu vas suivre nos règles! »

J'ai ravalé ma colère, de travers, oui, mais je l'ai tout de même ravalée et je suis retourné au lit sans dire un mot. Cette fois, il avait raison, et j'avais été impoli et irrespectueux envers eux. Mes parents m'ont aidé financièrement pendant mes trois années de collège et je leur devais beaucoup. Cette règle était difficile à accepter, mais elle était justifiée et je l'ai donc respectée, jusqu'à un certain point. Quand mes parents étaient à la maison, je ne sortais pas. Mais dès qu'eux-mêmes sortaient ou qu'ils partaient pour le week-end, je peux vous dire que la règle disparaissait.

Cet été-là, dès que j'apprenais la durée de leur absence, je m'arrangeais pour boire le plus possible tout en m'assurant d'être au lit avant leur retour. J'y suis toujours arrivé. Chaque fois, j'achetais beaucoup d'alcool, que j'allais boire seul ou avec des amis dans le parc en face de chez nous. Là, je calais autant de verres que je le pouvais puis nous partions faire la tournée des bars du voisinage.

J'ai été très chanceux que jamais mes parents ne me voient complètement défoncé. Je partais travailler avant qu'ils ne se lèvent. Autrement, ils auraient eu vite fait de constater, à mon allure et à mon haleine, que je m'étais encore une fois démoli la veille.

L'été de mes 18 ans a été très court. Malgré cela, j'avais bien hâte de retourner à Jonquière, un peu pour mes classes, mais surtout pour retrouver mes amis et les soirées de fête.

Ma deuxième année au cégep n'a pas été facile. Ma consommation d'alcool a explosé et j'ai déraillé sérieusement. Mes notes ont baissé de beaucoup, et plusieurs étaient même sous la note de passage. À la fin de la première session, le directeur de deuxième année en art et technologie des médias a tenu à me rencontrer.

« Tu dois remonter toutes tes notes, m'a-t-il dit, sinon tu ne pourras pas faire ta troisième année et obtenir ton diplôme. Tu es chanceux, car tu as un beau talent, mais il est clair que tu n'es pas à ton affaire. Réveille-toi, mon gars, car ton avenir ici est vraiment en danger. »

Je suis sorti démoli de cette rencontre. Je n'avais aucune idée de ce que je devais faire pour m'éviter cet échec. Il ne me restait que quelques heures avant de prendre l'autobus qui me ramènerait chez mes parents pour le congé des Fêtes. Les larmes, les tremblements et la tristesse m'envahissaient. C'étaient peut-être mes dernières heures à Jonquière!

Je me suis rendu au terminus avec mon ami Pierre. J'ai pleuré tout le long du voyage, en panique. Pierre n'a pas cessé de me demander ce que j'avais et s'il pouvait faire quelque chose pour moi. J'avais trop honte pour lui avouer mes résultats lamentables, lui qui était brillant et qui avait toujours d'excellentes notes.

Je commençais à penser que l'alcool était peut-être mon ennemi. Non pas que j'étais alcoolique, moi si jeune et qui avais commencé à boire plus tard que la moyenne. Il était impossible que j'aie une dépendance à l'alcool. Je me suis plutôt promis de réduire ma consommation en sortant moins souvent.

Pendant le mois qu'a duré mon congé des Fêtes, je suis resté à la maison sans boire une goutte d'alcool. J'ai écouté la radio, surtout les animateurs vedettes des grosses stations, nourrissant ma passion pour la musique et m'imprégnant de mon rêve de faire de la radio. J'ai passé des heures entières à écouter mais aussi à chercher à me donner un style bien à moi.

Ce temps d'arrêt à la maison familiale m'a été des plus bénéfiques. J'ai réussi à remonter la pente pour terminer ma deuxième année en beauté. J'ai retrouvé ma discipline et mon assiduité en réduisant de beaucoup le nombre de mes sorties et ma consommation d'alcool. Je voyais bien que ces deux aspects de ma vie nuisaient à ma réussite scolaire. J'avais bien en tête de faire de ma dernière année au collège ma priorité, ce que j'ai réussi à faire haut la main.

Diplôme en main, j'ai été un des rares de ma cohorte à me trouver du travail tout de suite après mon stage. À 19 ans, j'étais non seulement diplômé en art et technologie des médias, mais j'entamais une carrière à la radio, où j'ai été à l'œuvre pendant vingt-cinq belles années. Je pense même que, sans la radio, je ne serais possiblement plus de ce monde.

Québec, me voilà

À l'été de 1987, en à peine huit mois, j'ai le privilège d'être à l'emploi de trois stations radiophoniques de la région du Bas-Saint-Laurent : CHRM à Matane, CKVM à Amqui et CIKI à Rimouski.

Que de grands souvenirs je garde de mon passage à CIKI! Cette station avait retenu mes services en prévision de son lancement officiel et sa mise en ondes le 14 février 1988, lancement qui restera marqué dans ma mémoire. Robert Charlebois, l'artiste invité, a procédé à la coupure du ruban. La première chanson qu'a diffusée la station était *Beat it* de Michael Jackson. J'étais si fier! J'étais excité chaque fois que j'entrais dans la bâtisse. La majorité des membres de l'équipe était des vedettes de la région ou d'ailleurs dans la province. L'animateur principal, le meilleur de la station, était mon ami de toujours, Éric Nolin, qui était alors âgé de 18 ans.

Ma consommation d'alcool avait presque stoppé, mes revenus étant tellement maigres que j'avais de la difficulté à payer mon loyer et mon épicerie. De plus, je travaillais quatre nuits par semaine dans les mois qui ont suivi l'ouverture de la station, et je ne faisais que travailler.

Je me suis rapidement fait connaître dans la ville de Rimouski, où j'ai recommencé peu à peu à fréquenter les bars, car les proprios nous y recevaient gratuitement. On ne payait rien, et ma mauvaise habitude de trop boire a alors vite repris le dessus. J'ai réussi à me dénicher un emploi de DJ dans le plus gros bar de Rimouski, le pub Saint-Germain, à raison d'un soir par semaine. Je ne me rappelle pas le cachet que l'on me versait, mais je me souviens très bien que je pouvais boire à volonté et, croyez-moi, j'en ai profité au maximum. Le gérant m'a ensuite offert une deuxième soirée d'animation au bar, et je faisais donc cinq jours de radio et deux jours au bar, pour des semaines plus que remplies.

La télévision s'est aussi mise lentement de la partie, la télé de Rimouski m'ayant engagé pour faire de la publicité pour des boutiques de jeans. À 21 ans, j'étais une vedette locale et ma fierté teintée d'orgueil occupait de plus en plus de place, car je me pensais au-dessus de tout.

En même temps, les escaliers ont recommencé à me faire tomber! Mes soirées trop bien arrosées étant revenues en force, je ne réussissais plus à ne pas boire. Bien entendu, je ne buvais pas pendant mes émissions de radio ou mes animations, car il n'était pas question que je prenne l'antenne ou anime en état d'ébriété. Enfin, pas à Rimouski.

Treize mois après mon arrivée à CIKI FM, j'ai reçu un appel de la directrice de l'une des grosses stations de radio de la ville de Québec, CHIK FM, qui me demandait une cassette d'audition de mon animation. Quelle fierté j'ai ressentie! Après un bout de temps, toutefois, comme je n'avais pas de ses nouvelles, je me suis dit que je n'avais pas eu le poste.

Un après-midi, alors que je préparais des montages musicaux qui seraient diffusés tout au long du week-end à CIKI, la réceptionniste de la station est venue me trouver dans le studio pour me dire qu'il y avait une auditrice sur une des lignes qui demandait à me parler. J'ai pris l'appel. « Allo Sylvain, ai-je alors entendu. C'est Martine, la directrice de CHIK FM à Québec. Je me suis fait passer pour une auditrice, car je ne voulais pas dire qui j'étais à la réceptionniste. » Abasourdi et nerveux, j'ai bégayé et déparlé.

« J'ai bien écouté ta cassette, a repris la directrice, et tu as un beau potentiel. Je te propose de faire deux nuits d'animation par semaine chez nous. » Je ne me suis même pas enquis des conditions ou du salaire. Je hurlais de joie. Deux semaines plus tard, j'ai quitté CIKI pour la deuxième station radiophonique en importance de Québec, CHIK FM. Encore une fois, un grand privilège. CHIK était alors une station en plein essor qui avait à son antenne toute une équipe d'étoiles, entre autres Stéphane Rousseau, lui aussi âgé de 21 ans, qui en était à ses débuts à l'émission du matin, de même qu'une vedette de Québec, Mario Grenier. Mon ami Éric Nolin, qui avait lui aussi été engagé quelques mois avant moi, était la star des émissions du soir.

Je flottais sur un nuage tellement je me sentais privilégié. Mais là encore, ma consommation d'alcool occupait beaucoup de mon temps. Je ne travaillais que deux soirs par semaine et pourtant je recevais le meilleur salaire de ma jeune carrière. Tout était en place pour les cocktails toxiques. J'ai vite trouvé mes bars de prédilection, notamment le Dagobert, le Palladium et le Vogue. Il était rare que je ne sorte pas le soir pour y boire à outrance.

Après quelques semaines, la directrice de la station m'appelle en studio un vendredi soir pour me faire une proposition. « Sylvain, tu m'as dit à ton arrivée chez nous qu'un de tes rêves étaient d'être lecteur de nouvelles sportives. Je t'offre de remplacer notre journaliste régulier ce lundi pour la journée. »

Je suis sans mots pendant que mon cœur bat à tout rompre. J'accepte avec joie. Quarante-huit heures plus tard, je participerais à la très populaire émission du matin de CHIK. Inutile de vous dire qu'après ma propre émission ce soir-là, j'ai voulu arroser ça. Je suis allé faire la fête jusqu'aux petites heures du matin avec des amis et collègues de la station, et nous avons remis ça le lendemain.

Le dimanche, la veille de ma participation rêvée à l'émission du matin, la journée me paraît interminable! Je prépare certaines choses pour le lendemain, mais la grande majorité du travail se fera le matin même. Ce soir-là, les Nordiques sont en action à la télé, et je me tape le match, histoire d'en faire une bonne analyse le lendemain matin.

À vingt-deux heures, un ami m'appelle pour me dire que les copains et lui s'apprêtent à se rendre au Dagobert où c'est du deux pour un toute la soirée. Je vais les y rejoindre avec l'idée de prendre une bière ou deux, question de me détendre, et de rentrer chez moi au plus tard à minuit. Ça ne se produira tout simplement pas.

Ce fut, comme d'habitude pour moi, une soirée de beuverie colossale à la limite du black-out. Lorsque je me rends compte qu'il est deux heures, je panique. Je sors en trombe du bar sans le dire à mes amis. Je saute dans mon auto et je fonce vers mon appartement, complètement ivre. À deux heures trente, je suis au lit. J'ai réglé mon réveil pour quatre heures trente, en me disant que je dormirais deux bonnes heures et que je serais donc en forme pour l'émission.

Je me suis réveillé en sursaut à cinq heures vingt-cinq. L'émission débutait à six heures. Je m'étais mis au lit tout habillé et ce sera le seul avantage du moment. Je monte dans ma voiture et roule à fond de train jusqu'à la station qui, heureusement, n'était qu'à quelques minutes de chez-moi. Je me stationne de travers et me précipite en courant à toute vitesse dans l'édifice, où j'entends le thème musical qui annonce le début de l'émission. Enfin, j'entre dans le studio et prend place à la table avec le reste de l'équipe

Mes collègues ont bien ri de me voir arriver le visage tout rouge. Tous ont pensé que je m'étais simplement levé en retard. L'émission commence et l'animateur fait vite un tour de table avec la météo, puis les manchettes. Rendu à mon tour, je l'entends qui dit : « Bon matin,

Sylvain Simard, notre remplaçant aux sports. Donne-nous tes manchettes! »

Des sons sortent de ma bouche, mais ce ne sont justement que des sons. Je suis incapable de parler et j'ai l'impression que j'ai la bouche remplie de patates chaudes. Comme c'était gênant, une honte! L'intervention se termine sur ma bourde et la musique décolle. Tout le monde s'est alors mis à rire à gorge déployée, sans que personne ne me fasse le moindre commentaire désobligeant, comme si un animateur qui arrivait saoul pour faire l'émission du matin était chose courante

J'étais encore tellement défoncé que le producteur de l'émission a fait venir un taxi pour me ramener chez moi. C'était si gênant. De retour à la maison, je me suis remis au lit et j'ai pleuré toutes les larmes de mon corps. Je venais de perdre mon plus beau job. Je me suis endormi au bout de mes sanglots pour me réveiller au milieu de l'après-midi. Comme je devais être en ondes à dix-huit heures, j'ai décidé de me préparer tranquillement.

Le téléphone sonne alors que je suis sous la douche. Je sors détrempé pour aller répondre. C'est Martine, la directrice de CIKI. J'ai le souffle coupé, car il est certain qu'elle m'appelle pour me congédier. « Allo Sylvain! Comment vas-tu? Je t'ai entendu ce matin. Tu m'as fait tellement rire! Hahaha! » Je ne réponds pas, je suis sous le choc. « Ça va? reprend Martine. Écoute, ce n'est vraiment pas grave. Je sais que tu n'en feras pas une habitude. Je te donne congé ce soir. Allez, repose-toi bien et à demain. »

Il me faut plusieurs minutes avant de déposer le téléphone, tant je suis estomaqué. Je pensais avoir ruiné ma carrière et voilà que mes collègues et ma patronne me félicitent presque de dérapage en ondes. Je ne me sentais pas bien, mais j'étais quand même très heureux de ne pas avoir vu toute ma vie s'écrouler.

Le milieu radiophonique des années 1970 et 1980 est reconnu pour sa routine alcool-drogue-sexe. Alors que je participais à un première fête de CHIK-FM dans un restaurant, avec tous les employés de la station, j'avais été solidement secoué de voir autant de gens ingurgiter alcool et drogues dures, c'était hallucinant. Dans mon cas, mis à part quelques pilules avalées dans des raves, je n'ai pas consommé de drogues dures. Je me considère très chanceux. Je suis convaincu que si j'étais tombé dans la cocaïne ou autre drogue du genre, je ne serais plus de ce monde, j'en suis sûr. Le soir de cette fête, je ne comptais plus les invitations à prendre telle ou telle drogue, que j'ai toutes refusées. Mais pour les verres de rhum, de vin et de bière, j'ai sans aucun doute battu n'importe qui ce soir-là.

Au cours de mes premiers mois à CHIK, je marque beaucoup de points. Mes collègues recherchent ma compagnie et mes patrons, qui me voient comme la relève, me répètent que si je continue sur ma lancée, je pourrai un jour travailler à la station mère, CKMF, un véritable rêve pour moi. Je préparais soigneusement mes émissions et j'étais une personnalité marquante à cette époque. La radio était pour moi un privilège et même si je buvais à l'excès sans arrêt, le travail restait ma priorité.

J'ai donc réussi très jeune à me tailler une place dans le milieu radiophonique de Québec. D'autres occasions de me faire connaître ont rapidement suivi : publicité à la radio et à la télévision, animation des tournées promotionnelles de la station et retour à l'animation dans les bars, comme à Rimouski. Animer là où il y avait plein d'alcool, c'est ce que j'aimais le plus.

Je suis vite devenu populaire auprès des auditeurs et aussi des clients de divers bars. J'ai d'ailleurs réussi à décrocher un contrat dans le plus gros bar de l'époque au Canada, le Dagobert, toujours ouvert aujourd'hui. J'animais pour un assez bon cachet, mais surtout pour le bar ouvert qui m'était offert sans aucune restriction. Je réussissais quand même à bien effectuer mon travail, mais dès que mon animation prenait fin, à deux heures du matin, je passais l'heure suivante à me défoncer sans compter.

Pour cette dernière heure, je réunissais des amis, quelques gars mais surtout des filles. Nous nous trouvions un coin de bar et je commandais verre par-dessus verre sans arrêt pendant soixante minutes. Les premières fois, c'était drôle, mais après quelques soirées de ce manège, les barmans et barmaids n'ont plus voulu que nous nous installions dans leur section respective. C'est que nous leur faisions perdre des ventes au cours de cette heure, mes comportements et ceux de ce que je croyais être mes amis faisaient fuir les autres clients. Il n'était pas rare que des bagarres éclatent entre nous tellement nous étions saouls. Nous allions ensuite manger une poutine au Ashton, sur Grande-Allée, où là aussi nous gênions la clientèle, et j'en étais le principal responsable.

Mon séjour à Québec se divise en deux parties distinctes. Première partie : Mes collègues, qui étaient mes amis, me soutenaient et m'aimaient. Mes patrons, qui voyaient en moi la relève, me guidaient et m'épaulaient. J'avais une excellente attitude, je mettais plein de temps à mon travail et je m'y investissais à fond. Je voulais que ma carrière soit longue et belle.

La deuxième partie fut épouvantable. J'ai commencé à faire des erreurs importantes en ondes, mon comportement est devenu exécrable et je me concentrais plus sur mes fins de soirée que sur mes émissions. Mes patrons m'ont parlé à quelques reprises de mon rendement à la baisse, plusieurs de mes collègues en sont venus à m'ignorer. Mes mauvais comportements ont commencé à me nuire sérieusement.

Mais malgré tous les signaux que je recevais, je continuais à nier la réalité. Le nombre de fois où je serai resté tranquille pendant mon passage à Québec est très facile à calculer. Le nombre de soirées que j'ai consacrées à mes beuveries, lui, est assez gênant. J'ai à peine 22 ans et il est évident que j'ai déjà un énorme problème d'alcool. Aujourd'hui, avec du recul, il m'apparaît évident que l'alcoolisme est apparu très tôt dans ma vie.

CHIK achète le Zoo

Même si mon rendement laissait à désirer depuis plusieurs mois, mes patrons ont renouvelé mon contrat au début de l'été 1989, assorti d'une assez bonne hausse de salaire.

Évidemment, quelques heures après ma signature du contrat, j'ai invité deux ou trois amis à fêter l'événement avec moi. J'ai vite perdu le contrôle. Nous étions au Dagobert, où j'ai terminé ma longue soirée, inconscient, sur la cuvette d'une toilette. Je n'ai repris mes sens qu'à l'aurore et j'ai tout de suite paniqué, ne sachant pas où je me trouvais. J'ai réussi à me lever de peine et de misère et à sortir des toilettes.

Certains des employés du bar étaient encore là. Une des barmaids m'a aperçu et s'est mise à me crier après : « Tu n'as pas payé tes consommations, et ce n'est pas la première fois que tu me fais ça! » Je me suis senti très sale et je lui ai demandé à combien s'élevait ma note, pour finir par lui avouer que je n'avais pas d'argent pour la payer. Elle a alors hurlé tous les jurons et insultes auxquels elle pouvait penser. Comme elle avait raison. J'avais si honte.

Le gérant du bar m'a alors posé un ultimatum : régler ma note d'ici quelques jours, sinon je serais banni du bar et il informerait la direction de CHIK FM de la situation. Mon cœur battant à tout rompre, j'ai quitté le bar, couvert de honte, pour me rappeler soudain que je m'y étais rendu à bord de la voiture de mes amis. Je me retrouvais donc à pied et sans argent pour m'en retourner chez moi. J'ai dû faire du pouce. J'ai attendu plusieurs heures avant qu'un conducteur ne s'arrête et me dépose pas trop loin de chez moi, à Sainte-Foy.

Je me suis mis au lit tout habillé. J'aurais voulu pleurer, mais je n'y arrivais pas. Je commençais à me détester. Je ne saisissais pas pourquoi je me comportais si souvent de la sorte. J'avais le grand privilège de travailler dans un milieu où les chances étaient très minces d'animer quotidiennement ma propre émission à un aussi jeune âge pour le compte d'une importante station de radio comme CHIK FM, et voilà que je me creusais sans cesse des trous dans lesquels je m'enterrais avec de la merde. J'avais si honte de moi que j'ai pensé un moment à mourir. Intérieurement, je me sentais mort.

J'en étais au début de mon alcoolisme, mais je me sentais déjà vide. Je ne comprenais pas ce qui m'arrivait. Le diable, tout habillé de rouge, était bien installé sur mes deux épaules. Je m'étais à ce point habitué à sa présence que je n'y prêtais même plus attention malgré toutes les pensées négatives qu'il me chuchotait à l'oreille toutes les chaleurs que ma désastreuse vie me faisait ressentir.

Quelques semaines passeront. La compagnie Radiomutuel, propriétaire entre autres de CHIK FM à l'époque, fera toute une acquisition en signant un contrat à long terme pour « Le Zoo », nom de l'émission numéro un du matin au Canada, que diffusait CJMF FM 93. Un collègue m'a appelé pour m'annoncer la nouvelle.

Pour l'occasion, Radiomutuel et CHIK ont tenu une importante conférence de presse dans un aréna de la région, à la manière des Nordiques de Québec quand ils avaient annoncé avoir recruté les trois meilleurs joueurs de la ligue nationale de hockey. Tous les médias de Québec étaient présents. À la fin de la conférence, les dirigeants de l'entreprise ont remis un chandail de hockey à chacun des trois animateurs et humoristes du Zoo marqué à l'avant du logo de CHIK et du nom des trois compères, qui seraient en ondes pour la diffusion de « La jungle », nouveau nom du Zoo. J'étais excité et fier de participer à ce moment qui promettait un franc succès pour la station.

Au lendemain de cette grande nouvelle, la direction nous a convoqués à une réunion de dernière minute pour faire le point sur l'arrivée de cette nouvelle équipe. Le grand patron nous a dit que nous restions tous à l'emploi de CHIK malgré l'arrivée du Zoo, qui venait tout de même avec une grosse équipe de production. Nous ne devions donc pas nous inquiéter car nous aurions tous du travail.

Du coup, le fait de l'entendre dire que nous aurions du travail plutôt de nous confirmer que nous gardions nos postes m'a solidement stressé. Dès que la réunion a pris fin, je me suis rendu au bureau de Martine, la directrice, pour avoir l'heure juste. Elle m'a appris que je restais bien sûr à l'emploi de CHIK FM, mais pas à titre d'animateur. Je serais désormais opérateur technique, ce qui voulait dire que je mettrais en ondes des émissions préenregistrées. De plus, on coupait mes heures de moitié.

Instantanément, je me suis mis à pleurer et à supplier Martine de me donner une seconde chance et de me garder en ondes. J'ai reconnu que j'avais été très moyen au cours des derniers mois et je lui ai promis de réduire ma consommation d'alcool.

Elle m'a regardé droit dans les yeux et m'a répondu froidement : « Sylvain, tu as été le dernier à entrer chez nous, je ne peux pas te donner la place de quelqu'un d'autre. Et oui, ton rendement des mois passés a beaucoup à voir avec ma décision. Tu as intérêt à revoir ta discipline.

Tu as trois jours pour me donner ta réponse sur ton nouveau rôle. »

Je suis sorti de son bureau sans répondre, les yeux pleins d'eau. Je venais de subir le plus grand choc de ma jeune carrière. Je suis rentré chez moi, où j'ai passé la soirée assis sur le divan, les yeux dans le vide. Je ne savais que faire ni quelle décision prendre.

L'alcool est un dépresseur! Ma vie aura été trop souvent et trop longtemps au fond de la cale. Mon moral était au plus bas. Il reste que je ne considérerais toujours pas que l'alcool était la cause d'un grand nombre de mes déboires.

La situation réveillera cependant mon côté fonceur de leader. Pour une rare fois, je ne suis pas allé me réfugier dans mon second chez-moi, aux bars, question de bien geler mes émotions. Non, je me suis mis au lit assez tôt avec l'idée de me lever en forme le lendemain et d'essayer de trouver un nouvel employeur.

L'un des meilleurs représentants des ventes de CHIK FM avait été nommé directeur général d'une autre station de Radiomutuel à Trois-Rivières. Je l'ai contacté pour voir s'il y avait des postes vacants à l'animation. Il y en avait deux. Il m'a fixé un rendez-vous avec le directeur de la programmation de l'endroit, qui est encore aujourd'hui un grand ami.

À mon audition, je me suis comporté comme si j'étais une mégastar qui comptait vingt ans d'expérience au micro! Le directeur n'a pas du tout apprécié mon attitude, avec raison d'ailleurs, mais il m'a tout de même offert un poste à l'animation. Ce dernier comportait une importante baisse de salaire, mais me permettait en revanche de jouer un plus grand rôle dans l'émission du midi. J'ai accepté son offre quelques heures après la rencontre, même si cela signifiait que je serais mal pris financièrement, car mon colocataire et moi venions tout juste de signer un bail dans la région de Charlesbourg, à un prix très élevé.

J'ai posé ce geste sans aucun enthousiasme ou émotion, uniquement pour sauver ma peau. J'ai annoncé à la directrice de CHIK que je ne prendrais pas le poste d'opérateur qu'elle m'avait proposé mais que je quitterais mon poste d'animateur à la fin de l'été. Elle en était très contente et très heureuse pour moi.

Il me restait un mois environ à passer dans la ville de Québec et j'en ai profité pour fêter de plus belle. Après tout, il fallait bien que je célèbre ce nouveau contrat radiophonique! Ce dernier mois a été épouvantable. Je sortais tous les soirs aussitôt que possible et rentrais chez moi le plus tard possible. Ce fut un marathon de saouleries. Ma routine était simple : boulot-beuverie-dodo!

Pendant ce temps, j'ai travaillé de peine et de misère. Ma dernière émission à l'antenne de CHIK FM m'a laissé indifférent, ce qui peut paraître bizarre après toutes les péripéties de mon année et demie passée là-bas, mais j'en avais fait mon deuil. Je devais maintenant me consacrer entièrement à mon rôle de joueur clef à l'antenne de CIGB 102,3, à Trois-Rivières. Il me fallait reprendre le contrôle de ma vie afin de solidifier les assises de ma carrière encore toute jeune.

Je transfère mes problèmes à Trois-Rivières

À la station de Trois-Rivières, je retrouve mon grand ami Marc, que j'ai connu à Rimouski et qui est maintenant l'animateur matinal à CIGB. Marc m'invite à séjourner chez lui pendant quelques semaines, le temps de me familiariser avec la ville, la station et mes nouveaux coéquipiers. Cela m'enlève un grand poids sur le plan financier, car je n'ai toujours pas trouvé de sous-locataire pour mon appartement de Charlevoix.

J'ai mis le paquet dès ma première émission. Ma confiance était de retour. Très vite, je me suis senti comme si j'étais toujours à l'emploi de CIGB. J'ai travaillé pour les plus grandes boîtes du marché radiophonique, où régnait un bon esprit d'équipe, mais rien qui s'approchait de l'ambiance plus familiale des stations de moindre envergure.

Les quelque dix ans que j'ai passés à Trois-Rivières comptent parmi les plus importantes tranches de ma vie, faites de très beau mais aussi de très laid. Peu après mon arrivée, la station a donné une soirée dans un restaurant au cours de laquelle on nous a annoncé la nouvelle programmation. La direction, les employés, les clients et un bon nombre d'auditeurs y étaient réunis pour l'occasion. C'était ma première sortie avec tous mes co-équipiers.

La fête a commencé tout de suite après la présentation des animateurs et animatrices, et j'ai vite pris mes aises. Comme d'habitude, j'ai bu beaucoup en peu de temps. J'ai rejoint des auditeurs au bar du restaurant, question de me présenter mais surtout d'avaler le plus possible de *shooters*. Mes sorties se déroulaient toutes de la même façon. Je buvais de grandes quantités d'alcool et quand j'atteignais un certain point, je perdais tout contrôle et faisais des *black-outs*[4]. C'était gênant le lendemain quand je me rendais compte qu'il me manquait de grands bouts de mes agissements de la veille. Je me sentais mal et j'avais honte de ce que l'on m'en rapportait.

Alors que la soirée tirait à sa fin, la conjointe de mon ami Marc m'a cherché partout dans le resto, mais je n'y étais plus. Encore une fois, je m'étais éclipsé sans m'en rendre compte. Ce qui est bien, c'est que je ne n'avais pas

---

[4] Sous l'effet de l'alcool, le buveur continue à évoluer et à parler avec plus ou moins d'aisance en fonction de son taux d'alcoolémie. Mais à son réveil, il n'a plus aucun souvenir du déroulement de la soirée (amnésie complète) ou n'en garde qu'un souvenir partiel (amnésie fragmentée). Certains comparent le black-out à une crise de somnambulisme.

pris ma voiture pour me rendre au restaurant. J'ai décidé de rentrer à pied chez Marc. L'ennui, c'est que je ne savais pas où exactement je me trouvais dans la ville de Trois-Rivières. Pire encore, je ne me souvenais que du nom de la rue où habitait mon copain, mais pas du numéro civique.

Les téléphones cellulaires n'existant pas encore à l'époque, je ne pouvais pas compter sur Google pour me montrer le chemin. J'ai marché jusqu'aux petites heures du matin et c'est par un pur hasard que je me suis enfin retrouvé devant la porte de l'édifice où logeait Marc. J'étais assurément passé par des sentiers ou des terrains vacants, car mes chaussures et les jambes de mon pantalon étaient recouverts de crasse et de foin. J'ai grimpé l'escalier extérieur de peine et de misère jusqu'à la porte de l'appartement, où je pense bien avoir mis une quinzaine de minutes au moins avant de réussir à mettre la clef dans la serrure. Un autre événement pathétique.

Je me suis réveillé le lendemain, au début de l'après-midi, pour me rendre compte que j'avais dormi tout habillé dans mes couvertures. J'avais tout sali, le lit comme le plancher de la chambre. Je me suis précipité à l'extérieur de ma chambre pour aller m'excuser auprès de Marc et de sa copine, prêt à nettoyer les pièces que j'avais salies sur mon passage.

Je n'ai rien trouvé, pas la moindre saleté. Mes amis n'étaient pas là. J'ai aperçu une note sur la table, qui me disait qu'ils étaient sortis pour l'après-midi. Aucun reproche, pas le moindre mot qui pouvait me faire croire que je leur devais des excuses. Une autre occasion où j'aurais pu reconnaître le tort que me faisait mon alcoolisme et les dommages collatéraux que je faisais subir aux autres, mais non!

Ma vie, ma tragédie, se poursuivra ainsi très longtemps. Cet événement, parmi de nombreux autres, m'a vraiment fait peur, mais après quelques heures, remis de ma soirée, j'ai sauté sous la douche et, hop, je suis reparti dans des bars en compagnie des nouveaux amis que je m'étais faits la veille, avant mon *black-out*.

Rapidement, comme à Québec et à Rimouski, les contrats de publicité à la télé et d'animation dans les bars se mettent à pleuvoir. Je travaille désormais sept jours sur sept et je bois tout le temps, plus encore qu'auparavant. Malgré tout, je rentrais toujours au boulot. Mis à part ma fameuse dérape à l'émission du matin à CHIK, où je m'étais présenté ivre après seulement deux heures de sommeil, plus jamais je ne me suis absenté du travail. C'est ce qui a fait que je me suis bercé de l'illusion que l'alcool faisait simplement partie de ma vie, comme le travail. Boulot et alcool constituaient ma routine quotidienne. J'étais à la merci d'une bête intérieure qui me contrôlait entièrement.

Mon horaire de travail était bien chargé et mes soirées de beuverie l'étaient tout autant. Je ne garde pas beaucoup de souvenirs de ces années passées en Mauricie. Mes *black-outs* étaient nombreux et je connaissais presque tous les jours des lendemains de veille douloureux. La radio restait bien sûr mon travail principal, mais les publicités à la télé et l'animation dans les bars occupaient aussi beaucoup de mon temps. Je planifiais toujours mes horaires avec minutie afin de m'assurer que je puisse boire comme un trou le soir venu.

Un des boîtes les plus marquantes de l'histoire des bars et discothèques de la ville de Trois-Rivières, Le Gosier, m'a engagé comme animateur à raison de quatre soirs par semaine. J'avais pour mandat principal de récupérer la clientèle du dimanche soir, qui avait migré vers un nouveau bar à quelques pas de là. Le dimanche au Gosier était une soirée thématique novatrice qui a marqué le monde de l'hôtellerie du Québec. La nouvelle discothèque s'était appropriée l'idée, avait recruté l'animateur du Gosier et une bonne part de la clientèle l'avait suivi.

Mes premiers dimanches se sont souvent terminés très tôt, sans que nous réussissions à attirer les anciens clients. Le gérant, qui tenait à retrouver son rôle de chef de file, m'a appelé pour me dire que le dimanche soir suivant serait bar ouvert pour les filles. Ce fut un succès. Le bar, qui pouvait accueillir cinq cents personnes, s'est rempli à pleine capacité, les filles comptant pour les trois quarts de la clientèle.

L'animation dans les bars était pour moi une force. Peu importe le nombre de clients qui s'y retrouvaient, je m'assurais que la fête s'installe et dure. J'animais, je dansais, je faisais plein de jeux et je remettais des bouteilles de champagne aux meilleurs danseurs et fêtards. Oui, je buvais beaucoup, mais comme je bougeais aussi beaucoup, je ne perdais jamais mon contrôle sur l'alcool. Après quelques semaines, nous avons réussi à récupérer la clientèle du dimanche soir. J'étais devenu la vedette de ces soirées. Je payais plein de verres aux filles que je trouvais de mon goût, parfois aussi aux gars que je trouvais *cool*.

Un soir que je m'apprête à monter sur les caisses de son pour annoncer un concours qui vaudra aux gagnants des bouteilles de champagne, j'aperçois, un peu en retrait au fond de la piste de danse, la plus belle fille que j'avais jamais vue! Mon cœur voulait sortir de ma poitrine. J'ai tout de suite demandé à une serveuse d'aller porter un verre à cette fille ainsi qu'à l'amie qui l'accompagnait, puis j'ai grimpé sur les caisses de son afin de voir sa réaction lorsque le verre lui serait servi.

La serveuse le lui apporte en lui disant à l'oreille que c'est moi qui lui offre ce verre. Elle avale une toute petite gorgée, dépose le verre sur le comptoir et continue à danser. Je me suis senti ignoré devant pareille absence de réaction. J'étais très gêné et mal à l'aise. C'était la première fois que je payais un verre à quelqu'un sans qu'on ait la moindre réaction, pas même un signe de la main! Elle et son amie ont même quitté le bar quelques minutes plus tard. J'étais bien déçu.

Le dimanche suivant, elles sont toutes les deux de retour. J'étais tellement excité que je ne me concentrais même plus sur mon animation. J'étais figé là, rempli d'admiration pour cette grande et jolie jeune femme aux beaux cheveux longs et frisés. Et elle dansait divinement bien.

La soirée débutait à peine. J'avais pris place dans la cabine du DJ, où se déroulait une grande partie de mon animation. J'aperçois la plus belle d'entre toutes, celle qui fait chavirer mon cœur, qui s'amène vers la cabine. Je tremble de partout. Comme la musique est très forte, elle se penche pour me dire à l'oreille qu'elle aimerait entendre une chanson en particulier. J'étais tout à l'envers et si content de la sentir si près de moi.

Habituellement, nous inscrivions les demandes spéciales sur un bout de papier, et le DJ décidait de les faire tourner ou pas. Ce soir-là, je lui ai expliqué que j'avais le béguin pour cette fille et je lui ai demandé de faire jouer sa chanson, ce qu'il a fait. Les deux amies ont sauté sur la piste de danse, et ma jolie m'a alors fait un signe de la main en guise de remerciement. Je pense que je suis peut-être tombé au fond de la cabine du DJ tellement j'ai été frappé et heureux. Elle est revenue comme ça à plusieurs reprises au cours de la soirée pour me faire ses demandes. Chaque fois, je m'assurais que le DJ les fasse tourner dès qu'il le pouvait.

Comme la semaine précédente, elle est partie quand même assez tôt. J'ai eu un peu de peine, mais j'avais passé une si superbe soirée. C'était extraordinaire! Elle m'avait fait toutes ses demandes directement dans l'oreille. Je pense que je ne lui répondais même pas tellement j'étais heureux de la sentir si près de moi. C'était mon premier coup de foudre et je n'en ai jamais connu d'autres par la suite. J'étais tout jeune, je voulais de tout mon cœur qu'elle soit ma copine et j'étais prêt à tout pour que cela se produise.

Dans mon contrat avec le bar Le Gosier, j'animais quatre soirs par semaine, du jeudi au dimanche. Mes premiers soirs d'animation du jeudi se terminaient très souvent tôt, car c'était la soirée la plus tranquille de la semaine. La plupart du temps, dès que mon animation prenait fin, je m'installais au bar à proximité de la table de billard, sur le rebord de laquelle je déposais un dollar pour indiquer que je comptais jouer la partie suivante. Je discutais avec le barman et la barmaid en attendant mon tour.

La femme de ma vie

Mon animation s'est terminée très rapidement ce soir-là. J'ai vu quelques gars et filles qui jouaient au billard et je suis tout de suite allé déposer mon dollar pour jouer à mon tour. Puis je me suis assis au bar pour jaser avec la barmaid de service.

Lorsque j'ai voulu savoir contre qui je jouerais, j'ai aperçu une jolie fille, les cheveux attachés, vêtue d'un jean et d'un coton ouaté. Elle était la meilleure à la table ce soir-là. En la regardant un peu plus longuement, je me suis rendu compte qu'il s'agissait de mon coup de foudre du dimanche soir, oui, oui, la plus mignonne de toutes qui venait me demander toutes les chansons qu'elle voulait! Elle avait un look très différent du dimanche soir, mais encore une fois, j'étais sous le choc et mon cœur battait aussi vite que la musique qui jouait.

Je me suis dit qu'elle allait sans doute me battre au billard, mais je m'en foutais car j'allais enfin pouvoir parler un peu avec elle. Perdu dans mes pensées, je sens qu'on me tape sur l'épaule. C'est elle! « Sylvain, c'est à ton tour de jouer contre moi. » J'étais heureux que nous puissions enfin nous côtoyer un peu, mais j'avais tout compte fait un peu peur de me faire battre solidement. Je n'étais pas mauvais au billard, mais elle jouait avec une rare habileté.

La partie commence et rapidement elle se met à me taquiner. « Tu es certain que tu as déjà joué au billard? Aimerais-tu que je réduise un peu le nombre de boules que je fais tomber dans les poches? Oh! Je suis déjà rendue à la huit noire, dans le coin! »

Elle m'a battu à plates coutures, mais une chimie avait commencé à s'installer entre nous. À la partie suivante, elle a demandé au nouveau joueur s'il accepterait de jouer en équipe, à deux contre deux, et il a accepté. Elle s'est alors tournée vers moi. « Sylvain, veux-tu faire équipe avec moi », m'a-t-elle demandé. Inutile de vous dire que j'ai tout de suite répondu oui. Nous avons passé le reste de la soirée à jouer ensemble, à rire, à nous amuser, à faire connaissance.

Elle s'appelait Nathalie, une si jolie et si gentille jeune femme. Je la connaissais à peine, mais j'étais déjà amoureux et je sentais que c'était celle que je voulais à mes côtés.

Vers la fin de la soirée, Nathalie m'a annoncé qu'elle devait rentrer car elle travaillait tôt le lendemain matin, tout comme moi d'ailleurs. J'ai offert de la reconduire chez elle. Étant donné qu'elle buvait peu, je n'ai presque pas consommé ce soir-là, un rare moment, et je pouvais donc prendre ma voiture. Elle demeurait encore chez ses parents. Nous nous sommes stationnés devant chez eux et nous avons discuté pendant des heures. Il était clair que nous avions une belle connexion. Je lui ai dit avant de partir qu'elle était mon premier coup de foudre et que je ne pouvais imaginer aucune autre fille à mes côtés.

Nathalie m'a avoué à son tour que je l'attirais beaucoup et qu'elle devait donc mettre cartes sur table avant que nous allions plus loin. « Mon ancien copain, de qui je suis tombée amoureuse très jeune, me contrôlait émotivement. Il prenait aussi beaucoup de drogues. Moi, je ne veux plus de ça dans ma vie, tu comprends? »

Je voulais tant que ça marche que j'ai tout de suite acquiescé à sa demande. J'ai bu pendant une grande partie de ma vie et j'affichais plusieurs comportements déplacés, mais la respecter, la soutenir, la gâter, être toujours là pour elle comptait désormais au nombre de mes priorités. Je lui ai promis que je ferais ce qu'elle voulait, peu importent ses attentes et ses demandes. Je le ferais, surtout pour elle!

Ma consommation a presque cessé tandis que Nathalie entrait dans ma vie tumultueuse. Rires, musique, famille, amour des animaux, tout était là pour une vie presque parfaite. Elle était aux petits soins avec moi et m'a même invité à aller habiter chez ses parents, ce que j'ai accepté. Je venais de trouver une seconde famille! C'était si merveilleux. Ses parents avaient soin de personnes âgées et handicapées à même leur demeure et veillaient quotidiennement à leur bien-être. J'ai habité là pendant un bon bout de temps, tellement j'y étais bien. Quand Nathalie partait travailler, je me retrouvais dans la maison avec ses parents, qui m'avaient pris sous leur aile et avec qui j'avais beaucoup de plaisir.

Ma vie au travail a aussi pris une allure différente. Maintenant plus rangé et discipliné, je devenais un joueur clef de la station CIGB et de la télévision en même temps que je réduisais mes animations dans les bars, et c'était parfait ainsi. Nathalie et moi étions follement amoureux. Un incendie semblait s'allumer dans nos yeux chaque fois que nos regards se croisaient. Il y avait entre nous une chimie que je n'ai jamais retrouvée par la suite.

Nathalie, maintenant au début de la vingtaine, a commencé à parler d'aller vivre pour la première fois en appartement. Nous nous sommes mis à chercher, en prenant notre temps pour trouver l'endroit idéal. Pour sa mère et son père, la nouvelle fut à la fois bonne et triste. Johanne, leur plus jeune, avait quitté la maison très jeune et voilà que leur plus grande s'apprêtait à faire de même. Ce ne fut pas facile pour eux.

J'ai trouvé un superbe appartement grâce à l'un de mes contacts. Nathalie ayant emballé ses affaires depuis longtemps, il ne nous restait qu'à y emménager. De mon côté, j'avais habité à quelques endroits déjà, mais il s'agissait de ma première vraie longue relation. Malgré notre jeune âge, Nathalie et moi avions l'impression de nous connaître depuis des années et les moments que nous passions ensemble, faits de passion, d'amour et de joie, étaient toujours enchanteurs. J'aurais voulu créer pareil paradis que je n'aurais pas fait mieux. Nous étions jeunes, nous étions beaux! Nous formions un duo, un couple qui avançait en harmonie vers un même but.

Nous avons alors commencé à parler mariage. Pour Nathalie, qui ne pensait pas qu'elle pourrait un jour rencontrer un gars qui voudrait la marier, c'était un rêve de toujours. Quant à moi, je souhaitais depuis longtemps trouver la femme de mes rêves, avec qui passer le reste de ma vie. Nous avons décidé de profiter de la période des Fêtes pour annoncer nos fiançailles à nos familles respectives.

La nouvelle a été reçue avec émotions des deux côtés et nos parents ont même émis le souhait d'organiser la journée de noces. Ensemble, nous avons préparé ce grand jour pendant les neuf mois suivants, au milieu de journées très chargées.

Entre-temps, j'ai malheureusement repris certaines de mes mauvaises habitudes. Nous devions bien évidemment mettre de l'argent de côté en prévision du mariage, car nous attendions environ deux cents invités. J'ai donc décidé, de concert avec Nathalie, de reprendre mon animation dans les bars trois fois par semaine. Malgré ma nouvelle vie, pourtant si merveilleuse, je n'ai pas réussi à rester sobre.

Il y avait plus d'un an que je buvais raisonnablement, sans dérape ni *black-out*, que je ne craignais plus maintenant de boire pendant que j'animais. J'ai bien réussi au début à me contrôler assez bien, mais j'ai vite retrouvé mes vieilles habitudes. Chaque soir que j'animais, je coulais au fond de la rivière noire où m'entraînait le diable.

Nathalie n'en subissait pas trop les contrecoups. Elle partait travailler tôt le matin et se mettait toujours au lit assez tôt. Elle dormait profondément quand je rentrais, et je m'assurais aussi de ne pas faire de bruit pour ne pas la réveiller, de crainte qu'elle me retrouve complètement saoul à ses côtés. En fait, ça ne s'est jamais produit. Pour toute la durée de notre relation, jamais je n'ai voulu que la femme de ma vie me retrouve dans la salle de bain, la tête dans la cuvette, à vomir, ou à essayer de me parler et de ne rien comprendre de ce que je disais tellement j'étais ivre.

Le mot pathétique ne réussit même pas à me décrire. Je m'organisais toujours pour sortir boire dans un resto avec des amis avant que Nathalie ne rentre du travail passé vingt et une heures. Je lui laissais un petit mot d'amour, très sincère, dans lequel je lui souhaitais une bonne nuit avec plein de bisous. Tous les matins, je me levais en même temps qu'elle et nous nous préparions rapidement pour que je la conduise à son travail avant de prendre la direction de la station radiophonique tout de suite après.

Encore une fois, comme je ne manquais jamais une émission, que je remplissais toutes mes obligations même si je m'étais saoulé la veille et que Nathalie ne me voyait jamais dans cet état, je ne voyais pour ma part aucune raison de cesser de boire, ma fonctionnalité me prouvant que je n'avais pas problème d'alcool. Je me leurrais et surtout je mentais à mes proches. Je réussissais à cacher toutes mes dérives à ma future épouse, à mes collègues et à mes patrons, mais surtout à mes parents et à mes frères. Tous étaient convaincus que je ne buvais pas.

Mon père, qui adorait Nathalie, venait souvent avec ma mère nous visiter, quand ce n'était pas nous qui allions les voir à Montréal. Nous ne buvions jamais d'alcool en leur présence, surtout que Nathalie n'en buvait presque jamais au départ. Quand je regarde toutes les années jusqu'au décès de mon père, je pense que je n'ai jamais pris d'alcool devant lui.

Les parents de Nathalie et les miens s'étaient rencontrés à quelques reprises afin de planifier la journée de notre mariage. Mon père, toujours extraverti, avait pris le contrôle avec les parents de Nathalie. Leur relation fut malheureusement difficile. Je sais qu'il a pris plusieurs décisions qui ont choqué ces derniers. Beaucoup d'alcooliques, même sobres, doivent sans cesse surveiller leur impulsivité, je sais de quoi je parle. Mon père aura malheureusement toujours éprouvé beaucoup de difficulté à se contenir.

Malgré quelques frictions, nos pères et mères ont mis le paquet. Nathalie et moi avons eu un mariage de rêve. La journée a été grandiose, de la cérémonie émouvante devant nos deux cents invités dans une belle église à la soirée parfaite avec nos familles et nos amis. Je me suis comporté de façon impeccable, en ne prenant que deux ou trois verres de toute la soirée, car il était hors de question que je me saoule.

Il y a eu tellement de beaux et grands moments ce jour-là. Je me rappellerai toujours celui où Nathalie est entrée dans l'église. Je ne voyais qu'elle, si resplendissante dans sa robe de mariée. On aurait dit un ange! Ses yeux brillaient de tous leurs feux pendant que je m'emplissais de joie et bonheur. C'est un des plus grands moments de toute ma vie, c'était si beau.

Après la cérémonie, nous nous sommes retrouvés pour la traditionnelle soirée dansante avec DJ. Mon père a tout dirigé, ce qu'il faisait de main de maître. C'était vraiment une de ses belles qualités. Nos deux familles avaient tout payé ou presque, et Nathalie et moi en étions fort reconnaissants. Notre soirée a eu un tel succès qu'elle n'a pris fin qu'aux petites heures du matin. J'ai eu amplement le temps d'admirer la grâce de Nathalie qui, après être allée se changer, a occupé un moment la piste de danse avec ses amies proches. Comme elle dansait bien!

Plusieurs confrères, amis et membres de nos familles avaient élu de passer la nuit dans un hôtel non loin de là. Le lendemain, en fin d'avant-midi, nous nous sommes tous réunis au resto de l'hôtel pour un brunch qui a duré plusieurs heures, car la fête a repris de plus belle. Que de plaisir nous avons eu!

Après le repas, Nathalie et moi sommes partis en voyage de noces. Ayant décidé de rester au Québec, nous avons passé la semaine suivante au Manoir Saint-Sauveur. Nous y avions réservé une superbe suite avec vue sur les montagnes environnantes. Quelle magie, et quelle ambiance! Nous avions emporté un petit appareil à l'aide duquel écouter nos artistes préférés de l'époque, notamment Enya, Enigma, Snap et Janet Jackson. La musique, la danse et le chant comptaient parmi nos atomes les plus crochus! La chanson *Only time* d'Enya, dont je vous donne un extrait ci-après, reste à jamais gravée dans ma mémoire.

Who can say where the road goes
Where the day flows
Only time
And who can say if your love grows
As your heart chose
Only time
Who can say why your heart sighs
As your love flies
Only time

(Qui peut dire où mène la route, où coule le jour? Seul le temps le dira. Et qui peut dire si ton amour grandit comme ton cœur l'a choisi? Seul le temps le dira. Qui peut dire pourquoi ton cœur soupire pendant que s'envole ton amour? Seul le temps le dira.)

Cette chanson que Nathalie et moi écoutions en boucle, ces paroles en particulier, on aurait dit qu'elles avaient été écrites pour nous. Je l'écoute encore souvent aujourd'hui, sauf que maintenant je ne pleure pas de joie quand je l'entends.

Nathalie et moi avons passé une belle semaine dans cet hôtel, où je n'ai pas pris la moindre goutte d'alcool. Ce que je saisis bien aujourd'hui, c'est que l'alcool aura toujours servi à étouffer mes émotions, à mettre mes problèmes en suspens. Lorsque j'avais des choses à régler, je buvais et gelais mes émotions, mes sentiments et mes peurs. C'est ce que j'ai fait pendant toute ma vie de buveur. Les choses allaient mal, je buvais; j'avais de bonnes nouvelles, je buvais. L'alcool, je le croyais, me permettait de bien gérer mes émotions, alors qu'en fait, il « m'aidait » à ignorer les enjeux de ma vie. Je n'affrontais jamais rien. Avec du recul, boire de façon excessive n'aura jamais été un doux plaisir.

Notre vie reprend son cours à notre retour dans notre nouvel appartement. À CIGB, mes patrons renouvellent mon contrat, assorti d'une belle augmentation de salaire. Les publicités à la radio et la télé se poursuivent, et je ne fais plus qu'une seule animation en soirée. De son côté, Nathalie est maintenant responsable de la boutique de beauté où elle travaille depuis quelques années. Tout se passe bien, nous filons le parfait bonheur. Je n'ai donc aucune raison de me remettre à boire. Il m'arrive bien parfois de dépasser la mesure quand j'anime au bar, mais ma consommation a quand même ralenti de beaucoup pendant toute la durée de ma relation avec Nathalie.

Une grande nouvelle avant le pire moment de ma vie

Quelques semaines après notre voyage de noces, Nathalie m'a appelé à la station un après-midi. « Allo toutou! (Un de mes deux surnoms...). Peux-tu venir me chercher un peu plus tôt au salon? Nous pourrions passer prendre quelque chose dans un resto et le manger à la maison. »

C'était la première fois qu'elle terminait sa journée avant l'heure de fermeture. Elle avait demandé à l'une de ses employées de la remplacer. J'ai pris Nathalie devant les portes du centre commercial Les Rivières, où elle travaillait, puis nous sommes allés chercher du poulet que nous avons mangé chez nous au salon, assis par terre devant la télé.

D'habitude, Nathalie parlait beaucoup et nous nous taquinions tout autant, mais là, rien. Je trouvais ça vraiment bizarre. Elle regardait fixement sa boîte de poulet. « Ça va, mon amour, lui ai-je demandé. Tu es bizarre, tu as l'air troublé! » Sans me répondre, elle est sortie de la pièce et est revenue avec une petite boîte de chocolats qu'elle a déposée sur la table du salon. Moi qui raffole du chocolat, je me suis dit que nous avions là un fort beau dessert.

Mais Nathalie avait une autre idée en tête. « Mon toutou, tu peux ouvrir la boîte, s'il te plaît?

– C'est quelle sorte de chocolat, lui ai-je demandé en la regardant. Nous n'en aurons pas beaucoup, la boîte est toute petite! »

Nathalie avait mis les mains devant sa bouche et attendait impatiemment que j'ouvre la boîte. Je me suis alors rendu compte qu'il ne s'agissait pas d'une boîte neuve car elle n'était recouverte d'aucun papier cellophane. J'ai alors soulevé le couvercle pour apercevoir une petite carte que l'on met habituellement dans des sacs cadeaux. Je l'ai retirée de la boîte et j'ai aperçu une espèce de thermomètre, que j'ai regardé un moment sans comprendre. Puis soudain, c'est le choc!

« Mon amour? Es-tu enceinte? » Même si je tenais le résultat dans ma main, je crois que je n'ai jamais réussi à voir le plus ou le moins.

« Toutou, tu vas être un super papa. Je suis enceinte! » Je lui ai sauté dans les bras et nous nous sommes tous deux mis à pleurer à chaudes larmes. J'ai pris Nathalie par les épaules et l'ai embrassée sur le front. C'était le plus magnifique cadeau de ma vie. Je n'en revenais pas. J'avais 26 ans, je venais de me marier avec la plus grande, la plus belle, la femme de ma vie, ma carrière allait bon train et voilà que nous allions avoir un bébé!

Nathalie et moi avions établi dès nos premières rencontres que nous voulions tous deux une belle famille, une grande maison, et bien nous occuper de nos proches. Ces buts communs étaient autant de liens qui nous unissaient solidement l'un à l'autre.

Nous avons pleuré longtemps d'une joie profonde. Nous sommes ensuite sortis annoncer la nouvelle à la famille de Nathalie, qui nous a accueillis dans les pleurs, les accolades et la joie. Quelques jours plus tard, nous avons fait la même chose du côté de mes parents. Leur réaction fut elle aussi très forte. Mon père aimait tellement Nathalie que quand elle lui a dit qu'elle était enceinte, il l'a tenue longuement dans ses bras. Tout le monde pleurait à chaudes larmes, un grand et beau moment.

Fébriles et heureux, nous avons attendu l'arrivée de notre bébé avec impatience. Nathalie a préparé la chambre qui l'accueillerait plusieurs mois avant l'accouchement. De mon côté, j'ai resserré ma discipline, possiblement comme je n'avais pas réussi à le faire depuis le début de ma carrière. Nous étions au paradis.

Mon plus grand rêve, celui d'une vie familiale, allait enfin se réaliser. Ce rêve, couplé à plein de beaux projets et d'excellents amis, me comblait au plus haut point. Je buvais très peu et j'ai même mis fin à mon animation dans les bars, qui représentait après tout mon pire ennemi, car j'y faisais beaucoup d'argent que je consacrais ensuite à ma consommation d'alcool. Je prenais aussi toujours mon véhicule, même ivre. J'aurais pu causer de tragiques accidents, mais cela ne me stoppait tout simplement pas. Mais l'arrivée prochaine de notre bébé et la présence de la femme de ma vie à mes côtés m'ont donné un cadre de vie comme je n'en avais jamais eu. C'était merveilleux et je ne voulais rien perdre ou briser de ce que j'avais de plus précieux au monde.

Je ne buvais donc presque plus, mais j'avais des comportements que l'on retrouve souvent chez les alcooliques. Je mentais à mes proches et à mes collègues. Je mentais à Nathalie pour pouvoir sortir. Au travail, toutes les menteries étaient bonnes pour négliger mes tâches : « Non, je ne peux pas faire de publicité cet après-midi, je dois accompagner ma femme chez le médecin. – Merde, j'ai perdu le texte de la publicité, je ne pourrai pas l'enregistrer aujourd'hui. »

J'avais aussi trop souvent des réactions agressives et dures. Nathalie subissait parfois mes sautes d'humeur, mais elle était cependant très solide et je peux vous dire qu'elle n'avait pas la langue dans sa poche en pareil cas.

Le déni était aussi présent, même si je ne buvais presque rien.

C'est que je restais persuadé que l'alcool n'était pas un problème pour moi. Pourtant, j'affichais de mauvais comportements, souvent négatifs, voire parfois vraiment dégueulasses. Un soir où j'animais une fête donnée par CIGB, j'ai bu de façon incontrôlée toute la soirée. Après avoir fait un petit concours de danse à l'issue duquel je devais remettre des bouteilles de champagne au meilleurs danseurs, j'ai plutôt donné les bouteilles aux plus jolies filles sur la piste de danse. Un gars est alors venu me trouver. « C'est arrangé, là, ton concours, m'a-t-il dit sur un ton agressif. Ce champagne était pour les gagnants. »

Avec toute la misère du monde à parler du fait que j'étais complètement défoncé, je l'ai envoyé promener en le traitant entre autres d'idiot. Je n'avais aucune raison de lui dire ces conneries et insultes, surtout qu'il avait raison sur toute la ligne. Le gars m'a assené un violent coup de tête à la bouche et je me suis effondré parmi un tas de chaises, avec une profonde coupure et deux dents en moins.

Mes mauvais comportements ne sont toujours pas très loin encore aujourd'hui, mais maintenant je me vois aller, je les vois venir, et je réussis à me contenir. La gestion de notre merde intérieure, quand on prend la décision de cesser de boire, n'est pas toujours chose facile. Ce peut même être très difficile. Il est tout aussi important de gérer ses bibittes que de cesser d'avaler quinze *shooters* un par derrière l'autre, car l'un ne réussit pas sans l'autre.

C'est peut-être difficile à comprendre pour certains, mais quand tu croupis dans le donjon de l'alcoolisme, tu ne vois absolument pas comment tu te comportes. Tu t'assures surtout de toujours fermer les yeux quand tu vois ces nombreux petits démons sur tes épaules. Le déni est leur acolyte le plus puissant.

Nathalie a eu d'importantes nausées au début de sa grossesse, mais tout s'est bien passé par la suite. Son énergie et sa bonne humeur habituelle sont vite revenues. Nous menions une belle vie. Il y avait bien quelques anicroches par-ci par-là, mais rien d'important. Nous avons passé notre temps à lire des livres et des revues spécialisées sur les naissances. Les achats de vêtements et de décorations pour la chambre du bébé étaient souvent improvisés et nombreux. Le bébé n'était pas encore arrivé qu'il occupait déjà une grande place dans notre vie.

Nathalie avait préparé deux listes de prénoms de fille et de garçon qu'elle m'avait présentées, mais auxquelles je n'ai rien ajouté, car elles me convenaient parfaitement. À quelques heures de sa deuxième échographie, nous avons inscrit sur un papier rose le prénom féminin et sur un papier bleu le prénom masculin que nous voulions donner à notre enfant, selon son sexe, que nous allions probablement connaître ce jour-là. Notre rendez-vous était assez tôt le matin. Nous étions tous les deux à la fois fébriles et heureux, et nous discutions de ce que nous allions faire, dépendant du sexe de notre bébé.

Une infirmière est venue nous chercher. Nathalie a enfilé la fameuse jaquette d'hôpital puis s'est étendue sur le lit en tenant dans ses mains les deux petits papiers avec les deux prénoms. L'infirmière a fait l'échographie en prenant quelques notes, puis nous avons attendu la venue du médecin. Ce dernier ne parlait pas beaucoup pendant qu'il faisait glisser l'espèce de petite manette sur le ventre de Nathalie. À un certain moment, il s'est arrêté un moment, a recommencé. Puis il a mis fin à l'échographie et retiré ses gants.

Nath et moi nous regardions d'un air interrogateur, nous demandant ce qui pouvait bien se passer. Enfin, le gynécologue a regardé Nathalie. « Félicitations, lui a-t-il dit, vous aurez un beau petit gars! » Et il a quitté la salle. Nous étions si heureux. Le petit Anthony était maintenant plus qu'attendu.

Même si la grossesse se déroulait très bien, Nathalie a cessé de travailler assez tôt car elle passait toutes ses journées debout à la boutique et son médecin lui avait donc imposé un arrêt de travail. Elle en a profité pour préparer la chambre de notre fils. Cette dernière était magnifique. Nathalie a acheté tous les vêtements et articles dont nous aurions besoin, tout était prêt. Sa bonne humeur constante me gardait solide et fort.

Le salaire de Nathalie avait baissé compte tenu de son congé et nous nous en inquiétions un peu. J'ai donc pris un soir d'animation par semaine à la fameuse discothèque Mon Appart et j'ai aussi accepté d'être l'animateur principal des tournées Nightlife pour CIGB FM, événements classiques des années 1980 et 1990.

Je suis donc retourné dans les bars trois soirs par semaine et je me suis malheureusement remis à boire chaque fois à l'excès. Nathalie ne m'en parlait jamais, me laissait toujours tranquille. Sauf quand je devais être en ondes, mes matinées au lit étaient longues et Nathalie me laissait dormir. Ces soirées, en passant, étaient assez lucratives et, heureusement, c'était Nathalie qui se chargeait de gérer les finances du ménage. Je dis heureusement, parce que j'avais aussi une très grande difficulté à respecter notre budget.

À l'approche du printemps 1993, Nathalie est à sept mois et demi de sa grossesse et nous sortions peu depuis quelque temps. Nous avions toutefois prévu une sortie pour le 19 mars afin d'assister au gala de boxe au centre des congrès du Hilton de Trois-Rivières. Dans l'après-midi, Nathalie est passée me voir pour la première fois à la station CIGB où j'étais en ondes.

« Allo, mon beau toutou! Je me suis tellement ennuyée de toi aujourd'hui. J'avais besoin de venir te voir et de t'embrasser. » Nous avons échangé un long baiser.

« J'ai très hâte à ce soir, ma chérie. Merci de m'accompagner à ce gala. Je sais que tu ne le fais que pour me faire plaisir.

– En fait, je pense qu'il serait préférable que je n'y aille pas. Pourquoi n'irais-tu pas avec mon père? Ce n'est pas que je ne veux pas y aller, mais depuis ce matin, j'ai tellement mal à la tête et je suis si fatiguée. Je pense sincèrement que je devrais plutôt me reposer. Vas-y avec papa pendant que je passerai la soirée chez ma mère. Ma sœur sera là aussi. Tu n'es pas fâché au moins? » J'étais un peu déçu, mais je comprenais très bien la situation.

J'ai passé une formidable soirée en compagnie du père de Nathalie, avec qui j'étais en très bons termes. La soirée s'est déroulée devant mille personnes et je ne voulais manquer aucun combat, même si je ne connaissais pas tous les pugilistes. Il y avait entre autres Stéphane Ouellet et Éric Luca, étoiles montantes de l'époque.

Avant les combats, plein de gens m'ont reconnu et sont venus me saluer. Mon beau-père a été fort étonné de voir tant de gens s'arrêter pour me parler ou me serrer la main. Pendant tout ce temps, l'alcool coulait à flots. Je ne me suis pas complètement défoncé, mais j'ai tout de même beaucoup trop bu.

À quelques minutes du combat principal, qui mettait en vedette Stéphane Ouellet, on nous présente les deux pugilistes avec musique et lumière. Puis, ding ding, le combat débute. Ouellet part en force et fonce sur son adversaire. Quelques secondes à peine se sont écoulées qu'il domine déjà le ring. J'étais debout, comme la majorité des gens dans la salle, lorsqu'un placier s'est approché de moi. « Monsieur Simard, a-t-il crié dans mon oreille pour se faire entendre au milieu de la foule, vous êtes Sylvain Simard? On vous demande de vous rendre à l'hôpital, où votre femme est partie accoucher. Bravo! Vous allez être papa ce soir! »

J'ai pris mon beau-père par le bras en lui répétant que l'on venait de me dire et nous avons quitté la salle en courant. Beaucoup des employés de l'hôtel, qui me connaissaient, m'ont salué et félicité au passage. Pourtant, je ne voyais pas là une bonne nouvelle. Quelque chose ne tournait pas rond. Nathalie n'en étant qu'à sept mois et demi, il n'était donc pas normal qu'elle accouche à ce moment.

Mon beau-père et moi nous sommes rendus à l'hôpital à bord de nos voitures respectives. J'ai roulé comme un fou, en m'arrêtant à peine aux stops ou aux feux rouges. Bouleversé, je me suis mis à me demander ce que j'avais bien pu faire de mal, car je sentais que ce qui se passait était ma faute. Je n'avais encore aucune idée de l'état dans lequel se trouvait Nathalie et je paniquais déjà.

Je me suis engouffré dans l'hôpital et j'ai demandé où se trouvait ma femme. On m'a dit qu'elle était à l'urgence. Je l'ai trouvée dans une assez grande salle où au moins dix médecins et infirmières s'affairaient autour d'elle. Elle était assise sur une civière et vomissait dans une petite poubelle bleue, sans arrêt! Je me suis approché d'elle et je lui ai mis la main sur l'épaule en lui disant que j'étais là et que tout se passerait bien.

Elle ne m'a pas regardé tellement ce qu'elle subissait était intense. Je sentais une panique dans la salle et je voulais savoir ce qui se passait. Quelques minutes à peine après mon arrivée, Nathalie s'est affalée sur la civière, les yeux dans le vide. « Nathalie, non, ai-je hurlé. Nathalie! » Une infirmière nous a alors priés, mes beaux-parents et moi, de quitter la salle. Pendant un moment, j'ai refusé de sortir, puis je me suis exécuté et je me suis écrasé par terre en pleurant et criant.

J'ai tenté de voir ce qui se passait par la petite fenêtre qui donnait sur la salle. Je ne comprenais rien de ce qui se passait et je m'imaginais les pires scénarios. Après plusieurs minutes d'attente, qui m'ont paru interminables, le médecin en charge est venu me voir. « Monsieur

Simard, je suis l'urgentologue de service. Nathalie est votre conjointe? »

« C'est ma femme, la mère de mon petit gars dans son ventre, Anthony! Vous avez-vu qu'elle est enceinte? Que se passe-t-il au juste? » J'étais complètement paniqué.

« Restez calme. Nous allons tout faire pour que ça se passe bien. Nathalie a eu une crise d'éclampsie[5] et vient de faire un arrêt cardiaque. Nous l'avons transportée aux soins intensifs. »

Je ne voulais pas entendre ce qu'il me disait. Je hurlais, je voulais rejoindre Nathalie, je voulais la voir. Le médecin m'a ramené à l'ordre. « Calmez-vous et allez vous asseoir dans la salle d'attente. Il n'y a rien que vous puissiez faire pour l'instant. Quant à nous, nous la surveillons de très près et nous vous tiendrons au courant de tout changement. D'ici là, soyez raisonnable et armez-vous de patience! » J'ai fini par aller rejoindre les parents de Nathalie dans la salle d'attente. Debout tous les trois, nous passions sans cesse des larmes à la panique.

Nous étions seuls dans cette salle où il régnait une ambiance sombre, sans aucun bruit, qui me donnait une sensation bizarre. Je voyais passer des membres du

---

[5] L'éclampsie se traduit par des crises convulsives suivies d'un coma. La crise s'annonce souvent par des signes avant-coureurs : la femme enceinte se plaint d'une douleur abdominale intense du côté droit, de vertiges, de maux de tête, ou de troubles oculaires et auditifs.

personnel hospitalier dans le couloir, se hâtant vers les soins intensifs avec différentes pièces d'équipement médical, et je me demandais chaque fois si c'était pour Nathalie. Chaque fois aussi, j'étais tenté de passer la porte avec eux. Plus le temps avançait, plus je me disais que les choses ne s'arrangeraient pas et plus aussi je me sentais coupable.

Incapable d'attendre plus longtemps, je me suis dirigé vers la salle des soins intensifs, qui se trouvait à quelques mètres de là, dans l'espoir de parler aux médecins. Je suis tombé nez à nez avec l'urgentologue, qui venait nous donner des nouvelles : « Votre femme est dans le coma. Elle est sous observation constante. Nous ne pouvons dire pour l'instant si elle se rétablira. Pour votre fils, nous surveillons ses pulsations cardiaques et je reviendrai vous dire ce que nous pouvons faire.

– Mais que va-t-il se passer? Ma femme va-t-elle s'en sortir? Je veux avoir l'heure juste, docteur! »

– Elle a cinquante pour cent des chances de s'en sortir. Les heures qui suivent seront déterminantes... »

Ce n'est que lorsque je suis retourné auprès de mes beaux-parents pour leur répéter ce que le médecin venait de m'apprendre que j'ai réagi. Les pauvres se sont mis à pleurer de plus belle et j'ai fait de même, nos larmes se teintant cette fois de rage impuissante contre la situation.

J'ai essayé intérieurement de me raisonner et de rester calme et positif, mais je n'y suis jamais arrivé.

Une infirmière est venue nous présenter l'aumônier de l'hôpital, qui a tenté de nous réconforter et a prié pour nous. Il m'a ensuite conduit à la petite chapelle de l'hôpital, où je suis resté assis pendant de longues minutes avant de me mettre à genoux et de prier comme jamais je ne l'avais fait. Je voulais que ma femme et mon fils s'en sortent. Je ne voulais pas poursuivre ma vie sans Nathalie, qui n'était pas seulement la personne la plus importante de ma vie. Elle était mon ange gardien, mon guide, celle qui m'avait conduit à un autre niveau.

Les yeux bien fermés, j'ai demandé aux dieux, qu'ils existent ou pas, de la sauver. (C'est curieux ce qui peut nous traverser l'esprit même dans les moments les plus tragiques. J'ai eu l'image, un instant, de Rocky Balboa assis dans une chapelle alors qu'Adrienne est dans le coma après la naissance de leur enfant.) J'ai cherché aussi à me raisonner en me disant qu'il était impossible qu'une si bonne personne puisse mourir, elle si jeune, si parfaite. Ce serait trop injuste. J'ai dit aux dieux que c'était moi l'imparfait, le pas gentil qui devait subir les conséquences de ses actes, pas Nathalie.

Je suis allé retrouver mes beaux-parents dans la salle d'attente. Personne ne parlait. Je crois que tout ce que nous voulions à ce moment c'était de sortir de cet hôpital avec de bonnes nouvelles.

Un homme est apparu soudain dans l'entrée de la salle d'attente. « Je suis médecin aux soins intensifs, nous a-t-il dit sans autre introduction. Nous avons tout essayé. Nous n'avons pas réussi à la sauver. »

Nathalie venait de mourir d'un second arrêt cardiaque, provoqué par la crise d'éclampsie. Je me suis effondré en pleurant et en hurlant de rage avant de réussir à demander au médecin s'il avait pu sauver notre bébé Anthony, mais il m'a dit qu'il était mort lui aussi. « Son cœur a cessé de battre. S'il avait survécu, il aurait probablement eu d'importantes séquelles au cerveau compte tenu de l'éclampsie. Nous l'avons laissé dans le ventre de sa mère. »

Mes beaux-parents et moi étions sous le choc, incapables de parler ou de bouger. La perte d'un être cher, peu importe de quelle façon elle se produit, est toujours épouvantable. Je pense cependant que de perdre son enfant est assurément la pire épreuve qui soit. Les parents et la sœur de Nathalie, ont eux aussi eu à vivre avec ce lourd deuil toute leur vie.

Mes beaux-parents sont allés faire leurs adieux à Nathalie, puis ce fut mon tour. J'ai pris place à ses côtés, en lui parlant comme si elle était toujours bien vivante. Je me sentais si coupable et je trouvais en même temps, si injuste qu'elle, une si merveilleuse personne, perde la vie à 23 ans. Je m'excusais sans arrêt, je lui jouais dans les cheveux, la caressais. Je lui ai donné un dernier baiser sur le front puis je suis sorti de la pièce en pleurant à fendre l'âme.

Une infirmière m'attendait pour que je signe des documents officiels. Elle m'a expliqué comment se passerait la suite des choses et à qui je devrais m'adresser pour récupérer le corps de Nathalie pour les funérailles. Elle aussi pleurait à chaudes larmes.

Ma vie dans le noir venait de commencer, et elle allait durer longtemps. J'ai quitté l'hôpital en longeant les couloirs avec l'impression que j'étais dans un monde parallèle. Je croisais des employés qui discutaient entre eux, des gens qui allaient et venaient.

La vie continuait. J'étais là, moi aussi, mais je sentais que je n'appartenais plus à ce monde, à cette vie. J'aurai cette impression pendant très longtemps.

À bord de ma voiture, en route pour la maison de mes beaux-parents, j'ai mis de la musique et j'ai monté le volume, par réflexe. Il y avait une cassette dans le lecteur, avec une chanson déjà entamée. J'aurais voulu choisir cette chanson que je n'aurais pas mieux fait.

And baby I, I've tried to forget you
But the light of your eyes still shines, shines
You shine like an angel
A spirit that won't let me go
Won't let me go
Let go of my heart

(J'ai tenté de t'oublier, mon amour, mais la lumière de tes yeux brille sans fin. Tu brilles tel un ange, un esprit qui refuse de me laisser partir. Lâche prise sur mon cœur.)

Nathalie et moi adorions cette pièce, *Angel*, de Jon Secada. Quelle coïncidence que ce soit cette chanson qui joue après le drame qui venait de se produire. Stationné devant la maison de mes beaux-parents, incapable de sortir de ma voiture, j'ai pleuré toutes les larmes de mon corps.

J'ai appelé ma famille pour lui annoncer la nouvelle, de même que mon patron et quelques amis et collègues de la radio. J'avais un immense besoin de me confier à mes proches, je me sentais déjà si seul. J'ai entre autres appelé une des meilleures amies de Nathalie, Lyne, qui par chance m'a soutenu pendant plusieurs semaines après la tragédie.

Les jours qui ont suivi la mort subite de ma femme et de mon fils ont été extrêmement pénibles. Je ne peux expliquer comment je me sentais intérieurement, comme si je me trouvais physiquement au milieu d'une salle bondée où tous discutaient de tout et de rien sans que mon esprit ne se sente engagé de quelque façon.

Par chance, ce sont les parents de Nathalie qui se sont occupés des funérailles, car de mon côté je n'étais carrément pas là mentalement. Nous avions décidé de l'exposer pendant une journée et demie, suivie immédiatement des funérailles. Je garde quelques souvenirs flous de ce moment de ma vie. Je me rappelle m'être agenouillé devant le cercueil de Nathalie, près de son visage, ma main posée sur les siennes pendant que je leur parlais, à elle et à notre petit Anthony.

Plein de gens sont venus rendre hommage à ma merveilleuse Nathalie et à notre fils. De nombreux amis et membres de nos familles respectives, mais aussi des gens du monde radiophonique, des collègues d'un peu partout au Québec, dont certains que je ne connaissais même pas. Le soutien et les encouragements que j'ai reçus à ce moment m'ont beaucoup touché.

Je me rappelle aussi combien j'ai été tenté de m'accrocher au cercueil tout au long de la cérémonie à l'église et de l'enterrement, pendant que je sentais, bizarrement, que je n'étais pas dans mon corps. Je me sentais complètement mort. Au cimetière de Trois-Rivières, j'ai lancé quelques fleurs sur la tombe de Nathalie et Anthony. Il y a eu encore quelques prières du prêtre. Tous les gens présents se sont joints à moi pour lancer un peu de terre sur le cercueil pendant que tombait une faible neige.

Une fin qui n'en était pas une. Lentement, les gens ont réintégré leur véhicule, pendant que je restais là à souhaiter que Nathalie soit déjà dans un paradis de lumière, qu'elle méritait tant.

Je tombe à nouveau, mais je ne me relève pas

Les parents de Nathalie m'ont gentiment offert de passer quelque temps avec eux pour que nous soyons ensemble, à nous soutenir. Nous sommes rentrés chez eux à la fin de la journée des funérailles. C'était un dimanche. J'ai tenté de me reposer, de faire un certain deuil et de voir comment je pourrais poursuivre ma vie sans Nathalie.

L'ambiance était très lourde. Nous vivions tous le plus grand drame de notre vie. De mon côté, rempli de peine et de rage, je continuais à dire que c'était totalement injuste et que c'était moi qui aurais dû mourir, pas Nathalie. Je n'arrivais pas à reprendre le dessus.

Un soir, j'ai décidé tardivement de me rendre dans une discothèque populaire de l'endroit, Le pub en ville, où j'animais avant le décès de Nathalie. Je voulais voir du monde, me changer les idées. Le risque de retomber dans l'alcool était très grand, mais je n'y ai jamais pensé. Ce soir-là marque le début de ma descente aux enfers.

Je me suis complètement détruit. J'allais de personne en personne et pleurais dans leurs bras, même si je ne les connaissais pas. Je cherchais des épaules, de solides câlins, j'avais tellement besoin de soutien. Je ne me souviens même pas de la fin de la soirée, car j'ai fait un *black-out*.

Je me suis réveillé assez tard le lendemain, encore plus sombre et sans énergie. Ma belle-mère s'était inquiétée, car j'avais promis de ne pas rentrer tard, ce qui bien sûr n'avait pas été le cas. J'ai recommencé à boire avec encore plus d'intensité que jamais. Ma relation avec mes beaux-parents s'est rapidement détériorée. Mes comportements n'étant plus tolérables, ils m'ont obligé à partir. Je suis alors retourné chez mon ami Marc, l'animateur du matin de la station CIGB qui m'avait accueilli à mon arrivée à Trois-Rivières. Je resterai en arrêt de travail pour quelques semaines, question de reprendre du mieux.

J'ai mis plusieurs années avant de retrouver une vie à peu près normale. Je suis retourné à la radio après mon congé. J'étais là physiquement, mais mentalement je n'y arrivais pas. Je buvais comme un trou presque tous les soirs. Quand je sortais dans les bars, j'y restais jusqu'à la fermeture, puis je prenais la direction du cimetière. Là, installé devant la pierre tombale de Nathalie, je lui parlais et lui chantais des chansons. Souvent, j'emportais de l'alcool avec moi. Je ne saurais dire combien de fois j'y suis allé. Chaque fois, j'y restais jusqu'au lever du soleil.

Ma vie était un désastre. Je n'arrivais pas à passer à autre chose. J'avais l'esprit vide, et je ne garde que peu de souvenirs de la période qui a suivi le décès de ma femme et de notre bébé. J'étais complètement détruit, je buvais tout le temps, sans arrêt. Mon employeur m'a accordé un autre arrêt de travail, le temps de reprendre mes forces, peut-être de retrouver une certaine vie normale, mais en vain.

Un lendemain de veille, seul chez moi, je me dis que je ne veux plus faire partie de ce monde tant je déteste tout, tant je me déteste. Je ne veux pas d'une nouvelle vie. Je veux retrouver ma vie avec Nathalie. À un certain moment, je suis allé dans le frigo prendre une bouteille de vin que j'ai ouverte avant de me rendre à la salle de bain. Là, j'ai pris deux ou trois flacons de médicaments que j'ai avalés en buvant la bouteille au complet. Je suis retourné à mon lit en pleurant, déjà bien étourdi.

Je ne me rappelle pas l'avoir fait mais j'ai appelé Lyne, la grande amie de Nathalie qui m'avait tellement aidé depuis la tragédie. Elle m'a raconté qu'elle s'est vite rendu compte que ça n'allait pas du tout. Elle est venue chez moi, où elle m'a trouvé presque inanimé, et elle s'est empressée de faire venir l'ambulance. Je ne me rappelle pas grand-chose, mis à part quelques bribes de discussion avec Lyne, et aussi une belle visite de mon patron de l'époque, Stéphane, qui est toujours un grand ami aujourd'hui.

Cette tentative de suicide a été arrêtée juste à temps. J'ai passé quelques jours à l'hôpital avant de retourner chez-moi. Curieusement, ce grand choc m'a aidé à retrouver un certain équilibre. Je me suis remis au hockey, au soccer et au golf en me disant que ça normaliserait ma vie. J'ai aussi insisté auprès de mes patrons pour me laisser reprendre mon émission, car c'était primordial si je voulais retrouver une routine. Ayant pris un peu de mieux, j'ai décidé que je voulais continuer à vivre, aussi normalement que possible.

Six mois après le décès de Nathalie, j'ai recommencé à animer dans les bars. La boîte la plus populaire de l'heure m'ayant engagé pour les deux plus grosses soirées du vendredi et du samedi, j'ai retrouvé mon titre de l'animateur le plus *hot* du moment. Je buvais beaucoup, mais le fait d'animer pendant plus de cinq heures chaque soir m'aidait à rester debout.

Une belle et gentille cliente, que je côtoyais un peu dans des rencontres communes entre amis, est devenue ma nouvelle conquête amoureuse. Nous avons commencé à nous fréquenter. Nous avions des atomes crochus, mais je pense aujourd'hui que même si nous nous appréciions beaucoup, nous cherchions surtout à combler notre solitude.

J'ai très vite convaincu cette jeune femme encore aux études de venir s'installer chez moi pendant que je me concentrais sur mon boulot. Je souhaitais occuper une bonne place de choix au sein de l'équipe de CIGB, ce que j'ai réussi à faire, et la compagnie m'a offert de devenir assistant-directeur des programmes et des promotions, tout en gardant mon émission. C'était un rêve de diriger un jour une station de radio, que je voyais comme un magnifique privilège. J'ai quitté les bars pour l'occasion, une des conditions de mon nouveau poste. C'était un peu spécial de devenir maintenant le patron de pleins d'amis et collègues qui avaient beaucoup plus d'expérience que moi.

Je me suis investi à fond dans mon travail, mais je continuais à boire. Tous les week-ends, je sortais avec des amis et je buvais comme d'habitude. Ma copine travaillait de soir dans les restaurants, et je profitais donc de mes soirées à ma guise. Le diable, lui, pesait de plus en plus lourd sur mon épaule.

Ma copine, qui est la mère de mon premier enfant, Louca, aujourd'hui âgé de 25 ans, a subi plusieurs des contrecoups de mon alcoolisme. J'étais bête et sec avec elle, pourtant si douce et très gentille. J'avais souvent des comportements insensés, parfois très gênants, et elle était malheureusement très souvent la cible de mon humeur exécrable. Notre relation n'aura duré que quelques années. Nous nous sommes séparés alors que notre petit bonhomme n'avait qu'un an et demi.

Nous nous étions installés à Gatineau depuis quelques mois, la compagnie m'ayant promu au poste de directeur de la programmation de la troisième station en importance au Québec, CKTF. Notre relation ayant commencé à se détériorer alors que nous étions encore à Trois-Rivières, a complètement basculé à notre arrivée en Outaouais. Ma vie, qui avait repris un peu de sens depuis deux ans, est redevenue un enfer. Je connaissais très bien le chemin pour y retourner, car le code secret de la porte pour y rentrer était tatoué sur mon âme.

Mon passage à Gatineau a été de courte durée, ma séparation et l'abus d'alcool me gardant sans cesse dans la brume. J'ai quitté la station CKTF afin de prendre un congé de quelques mois, car je n'arrivais plus à tenir le coup. Je suis allé vivre chez mes parents, dans la région de Montréal.

Mon père se doutait que je buvais, mais je ne le faisais pas devant lui et il ne m'a jamais vu ivre, car j'ai toujours réussi à boire en cachette quand j'étais avec lui. Cette fois encore, mes parents m'ont non seulement accueilli pour quelques mois, mais ils m'ont aussi aidé moralement. J'ai été chanceux qu'ils soient là, tant j'avais de la difficulté à garder la tête hors de l'eau. Chaque fois que je sortais avec l'intention de me défoncer, je mentais à mes parents pour m'assurer qu'ils ne me voient en état d'ébriété.

Ce sera le seul moment de toutes mes périodes de beuverie où mes mensonges auront eu du bon, parce que mes parents n'ont jamais subi les contrecoups de mes comportements d'alcoolique.

Mon premier vrai congé de travail sera plutôt bref. J'irai travailler pour la chaîne de télévision TQS à l'émission sportive « 100 % » pour les cinq derniers mois de la saison. Je profiterai encore une fois d'un horaire idéal pour boire comme je le voulais. Mes journées de travail débutaient à seize heures et se terminaient à vingt-trois heures, et je quittais alors la station pour me rendre directement dans un bar ou une discothèque. Je m'étais fait quelques amis à la station, avec qui je sortais tous les soirs de la semaine. Le week-end venu, je rejoignais des amis à Trois-Rivières pour boire de plus belle. Je buvais tous les jours et menais une vie qui m'apparaissait tout à fait normale.

Quand je regarde aujourd'hui la quantité d'alcool que je prenais et tous les problèmes que cela m'occasionnait, je me rends compte combien j'étais choyé du côté de mon métier. Les défis et les occasions d'avancement ont toujours assouvi ma grande soif de gagner et de performer, poussé que j'étais par l'ambition et la passion.

La compagnie propriétaire d'Énergie à l'époque me ramènera très rapidement dans la famille. Après mes quelques mois à l'antenne de TQS, on m'offrira le poste de directeur de la programmation de la station radio CHIK FM, où j'avais connu mes premiers gros succès et aussi mes dérives. L'émission « La Jungle », devenue la plus populaire au Canada, y était toujours diffusée. Professionnellement, tout se passait à merveille. J'avais connu une très belle étape avec TQS et j'étais maintenant le directeur de la deuxième station radio en importance au Québec. Ce n'était pas rien!

Ma vie personnelle, elle, restait désastreuse. La mère de Louca et moi avions tenté un rapprochement de courte durée, suivi d'une nouvelle séparation dès mon retour à Québec. Mes soirées de fête abondamment arrosées se sont poursuivies. Je ne connaissais plus personne et je sortais donc seul tous les soirs.

Quelques jours après mon arrivée, j'ai assisté à un cinq à sept que tenait la station à l'intention de nos clients. L'événement a eu lieu dans l'un des bars les plus populaires de Québec à l'époque, Le Charlotte. Sans surprise, j'ai poursuivi la soirée jusqu'à une heure avancée. J'ai d'abord passé une partie du cinq à sept en compagnie d'un ancien collègue que j'avais connu lors de mon premier passage à CHIK. Il est parti rejoindre sa famille à une heure raisonnable, tandis que je suis resté là à boire.

L'alcool a vite eu raison de moi ce soir-là. Plus je vieillissais, plus il agissait rapidement sur moi. J'ai quitté Le Charlotte pour aller souper dans un restaurant non loin de là. J'y ai bu beaucoup en peu de temps et j'ai fait un *black out*. Je ne me souviens de presque rien par la suite, jusqu'à ce que je frappe de plein fouet un muret de ciment au volant de mon véhicule, le coussin de sécurité déployé.

Je me rappelle que quelqu'un est accouru pour m'aider à sortir de la voiture. Par chance, j'étais sain et sauf, mais j'étais si ivre que j'étais incapable de parler. Je me souviens également avoir aperçu un camion de la chaîne TQS, qui avait sans doute pris des photos de ma voiture accidentée, ainsi que des policiers qui m'ont arrêté pour ivresse au volant. Je ne garde aucun souvenir de mon passage au poste de police, ni des tests qu'ils m'ont administrés pour déterminer mon taux d'alcoolémie.

Je me suis retrouvé à bord d'un taxi qui me ramenait à l'appartement que la compagnie me fournissait. Là, j'ai tout de suite appelé mon patron à qui j'ai laissé un message lui expliquant, de façon plutôt incohérente, ce qui venait de se passer. J'ai terminé mon message en disant que je comprendrais très bien si je perdais mon boulot. Puis je me suis jeté sur mon lit, en sanglots, persuadé que je venais de mettre fin à ma carrière.

Eh bien, non, la chance me souriait toujours. Mon patron est venu me chercher en fin d'après-midi pour me ramener chez lui, question de ne pas me laisser seul. Nous avons même pris de l'alcool au souper. Nous n'avons presque pas parlé de ce que je venais de faire. Je me sentais si mal, je ne comprenais pas pourquoi je ne subissais aucune conséquence. Il a été très gentil avec moi, m'a dit que c'était un incident, que ce n'était pas dans mes habitudes de me comporter de la sorte et qu'il savait que ça ne se reproduirait plus.

Chanceux, vous dites? Mon patron, qui était aussi mon ami, avait été là quelques années auparavant quand je m'étais présenté, complètement saoul, pour les nouvelles sportives de l'émission du matin. Là aussi, j'avais cru tout perdre, mais il m'avait gardé à l'emploi de la station. Il avait aussi assisté aux obsèques de Nathalie, et il m'avait si bien réconforté.

J'aurais pu voir dans cet accident une excellente occasion de me prendre en main, mais non. Plus qu'étonné encore une fois de ne pas perdre mon emploi et de n'avoir d'autres conséquences qu'une voiture démolie, je me suis empressé de tout occulter en enfermant à double tour cet accident dans le grand tiroir de toutes les bibittes, erreurs et drames de ma vie, qui baignaient dans une mer d'alcool. Je cachais dans ce tiroir tout ce que je niais.

J'ai passé deux ans à cette station. Je ne comprends pas comment j'ai fait pour garder mon poste. Mon ange gardien Nathalie m'a peut-être toujours protégé! Quand je fais un retour en arrière, que je revois toute la noirceur dont je me suis entouré tout au long de ma vie adulte, je me sens plus que comblé d'être encore debout aujourd'hui.

Dans l'analyse que je fais aujourd'hui de ma vie d'alcoolique, je constate que j'ai longtemps mené une double vie. Il y avait Sylvain le professionnel des communications qui performait bien au travail et dans les sports, et qui avait de bons amis. Puis il y avait l'autre Sylvain, aux soirées bien arrosées, aux longs moments de solitude et au moral complètement à plat, avec ses pertes de mémoire, ses catastrophes et la honte qui l'habitait en permanence.

L'alcool apaise pour un temps celui qui en prend, qui peut alors se détendre. L'alcoolique recherche cet apaisement qui lui permet d'oublier temporairement ses tourments et ses problèmes, qui le rattrapent malheureusement dès qu'il dégrise. Boire une bière ou une coupe de vin ne suffira jamais à un alcoolique.

Je rencontre ma « nouvelle Nathalie »

En août 2000, j'ai annoncé à mon employeur que je quittais CHIK FM. Ma conjointe de l'époque et moi avions décidé d'aller nous installer à Montréal, où je suis né.

Aucun emploi ne m'y attendait, mais étant donné le nombre de diffuseurs radiophoniques que l'on retrouvait dans cette métropole, j'étais convaincu que je n'aurais aucune difficulté à me placer les pieds.

Un mois plus tard, le jour même de notre départ, j'ai reçu un appel du siège social de la compagnie. On me demandait de rester et m'offrait pour un certain temps des mandats à la pige, ce qui faisait parfaitement mon bonheur. J'en ai profité pour retourner dans les bars en tant qu'animateur et DJ. Des amis m'avaient confié la gestion de la musique dans leur nouveau bar Le Temple, à Trois-Rivières, qui comptait parmi les plus populaires de la région.

Je m'acquitterai bien de mon mandat pendant un certain temps, mais ce qui me plaira surtout, c'est le bar ouvert. On me versait un assez bon cachet pour chacune des soirées où je travaillais au Temple mais malgré cela, avec les chambres d'hôtel, les soupers au restaurant et la quantité d'alcool que j'ingurgitais, je dépensais plus que je n'économisais. Il aurait dû me rester pas mal d'argent à la fin du mois grâce à ce beau contrat, mais non, je passais plutôt mon argent dans l'alcool. J'étais un très bon DJ, mais je dépassais chaque fois les bornes jusqu'à devenir gênant et je faisais alors plein d'erreurs techniques. Il m'arrivait parfois de remettre les mêmes chansons à deux ou trois reprises en un court laps de temps et le gérant ou les clients devaient m'en avertir.

Du lundi au jeudi, je m'occupais de gros mandats que m'avait confiés Astral Media, qui avait acquis le réseau Énergie à la fin de 1999. J'étais chargé de l'ouverture de deux nouvelles stations de radio ainsi que de la formation et de l'installation de logiciels de mise en ondes de la musique et de la publicité. Là, je me dévouais corps et âme, comme je l'ai toujours fait tout au long de ma carrière. Mais du mandataire responsable et performant d'Énergie que j'étais de jour, je devenais le DJ délinquant et saoulon le week-end.

Quand je repense aux nombreuses périodes de ma vie où j'ai été sous l'emprise de l'alcool, je me compte très chanceux d'avoir si bien réussi ma vie professionnelle alors que ma vie personnelle laissait tant à désirer.

En 2001, Astral Media m'a fait la plus belle offre de ma carrière en me proposant de devenir le directeur de réseau d'Énergie au Québec et le producteur délégué de la station CKMF FM, qui diffusait sous le nom d'Énergie Montréal 94,3. C'était comme si je venais de signer un contrat avec le Canadien de Montréal! CKMF avait marqué ma jeunesse au début des années 1980, avec ses Alain Montpetit, Guy Aubry, Mario Lirette, Michel Jasmin et Coco Douglas. Être nommé directeur de cette station devenait mon plus gros trophée.

Il était hors de question que je sabote cette chance. J'ai quitté les bars afin de mieux relever ce merveilleux défi, et j'ai réduit quelque peu ma consommation d'alcool. J'ai déployé tous les efforts pour que ce rêve dure et perdure. Je n'avais pas de vie sociale, je voyais peu de gens, je consacrais de longues journées à mon travail. Ma relation avec ma conjointe de l'époque est tombée à plat, sans que ce soit sa faute ou la mienne. La fin de notre union était d'ailleurs prévisible, car nous n'avions de temps que pour nos carrières.

Je suis allé vivre chez ma mère pour quelques semaines, qui vivait seule depuis la mort de mon père en 2000. Nous avons ainsi pu nous réconforter mutuellement. Ma séparation n'avait rien de vraiment dramatique, mais je me suis pourtant remis à boire de façon excessive les week-ends. Je modérais ma consommation la semaine, histoire de ne pas nuire à ma montée au sein du plus important réseau radiophonique de l'époque.

J'étais triste de me retrouver célibataire. Louca, mon plus vieux, qui avait 7 ans à l'époque, a trouvé la situation bien difficile parce qu'il s'était beaucoup attaché à ma conjointe. Il vivait chez sa mère la semaine et passait ses week-ends avec moi. Je me sentais entièrement coupable de son malheur. Je souhaitais trouver une stabilité. J'étais ultra dépendant de l'alcool, ce que je niais complètement, et je voulais que ma vie soit douce, stable et simplement heureuse. Un alcoolique qui pense que tout sera facile, voyons donc!

Ma conjointe et moi avions une gentille voisine, que nous croisions de temps à autre et qui venait même parfois passer des moments avec nous à la maison. Elle se prénommait Nathalie! Cette femme, si gentille et douce, est devenue une amie. Elle nous a très souvent aidés pendant nos interminables journées de travail, en surveillant nos chats, notre chien ainsi que notre maison. Nous rentrions tellement tard, c'était une grande chance de l'avoir près de nous.

Étant en arrêt de travail, Nathalie a offert de s'occuper de Louca après ma séparation et il passait du temps avec elle quand il m'arrivait de travailler les week-ends. Louca et Nathalie étaient très attachés l'un à l'autre, c'était beau à voir! De mon côté, j'étais dépressif et anxieux et le soir venu, je tombais vite dans le vide de l'alcool. Nathalie a probablement senti mon désarroi, car elle m'a été d'une grande aide au fil des semaines. Au départ, nous étions de grands amis, mais nous sommes vite tombés amoureux l'un de l'autre. Nous avions plus que des atomes crochus, nous avions des feux d'artifice dans les yeux! Que de belles discussions nous avions, longues et emballantes. Je ne m'étais pas senti comme ça depuis ma rencontre avec ma première Nathalie.

Mais notre relation était à sens unique. Elle me donnait tout et moi je prenais tout et ne donnais pas grand-chose en retour. Elle avait été si généreuse envers Louca et moi. Elle nous avait reçus dans sa maison sans rien demander.

Après quelque temps, nous avons cherché à déménager, simplement parce que je lui ai dit que je ne me sentais pas bien dans cette maison qui n'était pas la mienne.

Je continuais à faire la fête. Dès que je le pouvais, je sortais avec des amis assister à des lancements d'albums ou à des premières de films. J'aimais particulièrement les fêtes que donnait Énergie Montréal, au cours desquelles je buvais toujours sans arrêt. Nathalie ne buvait presque jamais de son côté et il y avait rarement de l'alcool chez elle. J'y voyais là une excellente raison de sortir boire.

Alors que Nathalie était d'un naturel positif, toujours prête à aller de l'avant, j'étais de mon côté très ambivalent, ne sachant jamais si j'étais prêt à faire ma vie avec elle. Le décès de ma femme Nathalie m'a longtemps hanté et a développé en moi la peur de perdre ceux à qui je m'attachais. Il m'est arrivé très souvent de me réveiller en sursaut la nuit et de secouer les épaules de ma nouvelle Nathalie afin de m'assurer qu'elle était bien vivante. Combien de fois je l'ai fait sursauter! Nos nuits se terminaient alors dans les pleurs.

Je buvais tellement que mon esprit était plus qu'au neutre. Je ne voyais rien, je ne faisais rien de bon. C'était pitoyable comme ma vie tournait en rond. Je passais mon temps à dire à Nathalie : « Je reste, je pars, je ne sais pas »! J'ai joué avec ses émotions dès le début de notre relation.

Après quelque temps, malgré mon comportement, nous avons acheté une nouvelle maison. Nathalie a vendu la sienne, qu'elle avait achetée toute jeune, et a contracté un prêt en vue de l'achat de notre nouvelle demeure, où nous avons habité pendant quatorze ans et où sont nés et ont grandi mes deux autres enfants. Quant à moi, il y avait quelques années déjà que j'avais dépensé tout mon argent et j'avais même fait une faillite personnelle, situation que je n'ai révélée à Nathalie qu'à la dernière minute.

À quelques jours du déménagement, Nathalie et moi sommes allés faire du ménage et quelques réparations dans la nouvelle maison en vue de notre arrivée. Nous étions en 2005. Professionnellement, après quelques années avec Radio Énergie, mon rendement a commencé à ralentir un peu et j'ai eu énormément de difficulté au départ à accepter ces premières défaites. Ma vie personnelle, qui était déjà bien moyenne, en a subi les contrecoups avec tellement d'intensité que Nathalie en a été la plus grande victime.

L'année de notre déménagement, mon stress et mon anxiété ont atteint un pic. J'étais d'une humeur exécrable, mes comportements étaient souvent désastreux et mon alcoolisme était débridé. Il n'y avait même pas un an que j'étais en couple avec Nathalie que déjà je jouais avec le feu. La veille du déménagement, un vendredi, nous en étions à mettre la touche finale à notre nouvelle demeure. Les déménageurs devaient se présenter très tôt le lendemain chez Nathalie pour vider sa maison. De mon côté, j'étais déconnecté et impatient. Je devais participer à un match de hockey en soirée et Nathalie m'a imploré de ne pas y aller, puisque nous devions nous lever tôt le lendemain. Elle se doutait bien de ce qui se passerait si j'assistais à ce match. J'ai refusé de rester à la maison, sous prétexte que j'avais le droit de sortir me divertir, mais je lui ai promis de rentrer tôt et sobre.

La soirée fut plus que longue et a été une réelle catastrophe, une autre! Nous avons joué notre match, prévu très tôt au début de la soirée. Après la partie, toute l'équipe s'est installée dans les gradins pour regarder les autres matchs tout en avalant une bonne quantité de bières froides, comme d'habitude.

Désireux de bien terminer ma soirée avant de rentrer, j'ai pris la direction d'un bar en compagnie de quelques co-équipiers, mais sans en aviser Nathalie. De son côté, elle a tenté de me joindre à plusieurs reprises sur mon téléphone mobile et m'a laissé plusieurs messages. Je n'ai jamais répondu! Dans ces moments, j'oubliais tout et je me foutais de tout, je dérapais et c'était parfait ainsi.

La soirée s'est transformée en longue nuit dont je ne garde que fort peu de souvenirs, mais combien désagréables. À la fermeture du bar, à trois heures du matin, un ami et moi avons décidé de poursuivre la soirée chez lui. Nathalie m'a appelé encore une fois et je lui ai enfin répondu, mais de peine et misère, car j'étais presque incapable de parler. Elle m'a dit très clairement : « Tu rentres tout de suite en taxi, c'est clair? » Elle hurlait et pleurait de rage. Je l'ai envoyé promener avant de lui raccrocher la ligne au nez.

Je ne suis pas rentré du tout cette nuit-là. Je me suis réveillé le lendemain au milieu de l'avant midi, paniqué et toujours en état d'ébriété. Je me suis mis à pleurer. Je venais de poser un des pires gestes de ma vie en laissant Nathalie, sa famille et ses amis veiller au déménagement. C'était plus que dégueulasse! J'ai tenté de la joindre sur son portable à plusieurs reprises, mais elle n'a pas répondu. Je venais de la perdre, c'était évident. J'allais payer pour toutes les fois où j'avais mal agi sans que j'en subisse les conséquences.

Nathalie a fini par me rappeler. « Je ne sais pas si je vais te garder à mes côtés, m'a-t-elle déclaré. Ce que tu viens de me faire est impardonnable. » Elle avait bien raison et j'ai pensé qu'elle m'interdirait de mettre les pieds chez elle. Pourtant, encore une fois, j'ai été ultra chanceux.

J'ai pu rentrer à la maison pendant qu'elle réfléchissait. Cette fois, je suis resté sobre et bien tranquille pendant plusieurs jours. Nathalie m'a donné une chance. Elle m'a aussi demandé de contacter sa famille et ses amis qui l'avaient aidée au déménagement afin de m'excuser sincèrement de les avoir laissés en plan, ce que j'ai fait avec empressement.

J'aurais dû écoper pour ce que je venais de lui faire, elle qui avait tant fait pour moi, mais non. J'ai simplement poursuivi ma vie avec elle. Chanceux, je vous dis. Comme très souvent dans ma vie d'alcoolique, j'ai ralenti un peu la cadence pour un court laps de temps. J'ai passé plusieurs jours sans rien boire, puis un soir je me suis saoulé avant de passer encore quelques jours sans boire.

Ce fut comme ça pendant toute ma vie d'alcoolique actif, ou plus précisément d'alcoolique intermittent. L'alcoolisme intermittent désigne les conduites épisodiques mais répétées d'alcoolisation aiguë conduisant à l'ivresse, parfois au coma. Cette consommation compulsive, toxicomaniaque alterne avec des périodes d'abstinence. (Source : https://www.cairn.info/revue-psychologie-clinique-et-projective-2011-1-page-189.htm).

J'ai passé toutes mes années de buveur dans des montagnes russes. Au bas de la pente, je me saoulais. Au milieu de la montée, je me réveillais en panique, je respirais un peu, je cessais de boire jusqu'au prochain creux où je buvais jusqu'au *black-out*. C'était si difficile à suivre, à comprendre, pour moi comme pour mon entourage. J'étais en plein déni. Nathalie m'aimait, mais elle se demandait souvent si elle faisait bien de rester avec moi. Elle avait entièrement raison, je n'étais pas facile à vivre.

Le FAAR

Chaque année avait lieu à Mont-Tremblant un congrès qui rassemblait les animateurs et les dirigeants des stations de radio du Québec, qu'organisait le Forum des animateurs et animatrices radio, ou FAAR. J'avais chaque fois la responsabilité de réserver des conférenciers pour l'occasion. J'aidais aussi à l'élaboration du programme de deux jours pendant lesquels je devais être sur le terrain afin de veiller à ce que tout se passe comme prévu.

Au moment de l'édition 2007 du FAAR, je suis dans un bien triste état. Je ne réussis pas à gérer mes émotions ni à réduire mon anxiété. Quelques mois auparavant, une bonne et belle personne du nom de Sylvia Côté avait été nommée à la direction générale de Radio Énergie. Persuadé que ce rôle aurait dû m'être attribué de droit, je me sentais trahi et je rageais depuis ce temps.

Jusque-là, Sylvia et moi avions travaillé dans un climat d'harmonie et de respect mutuel. Après sa nomination, elle est venue me trouver pour me dire qu'elle avait bien pensé que j'obtiendrais le poste. Elle croyait en mon talent et me ferait grimper les échelons. Je lui avais dit pour ma part que je respectais la décision de la compagnie et qu'elle pouvait compter sur ma collaboration.

Cette déclaration n'aura tenu que quelques instants. Ne lui laissant aucune chance, j'ai tenté par tous les moyens de lui nuire, de la faire tomber. De son côté, elle a continué, malgré tout l'irrespect que je lui démontrais, à m'appuyer et à me guider. Pendant que je commettais erreur par-dessus erreur, elle restait là pour moi.

Comme à notre habitude, mes collègues et moi sommes arrivés la veille du congrès de 2007 pour notre souper annuel pré-événement, une longue soirée qui finissait toujours très tard. L'alcool y coule toujours à flots et, fidèle à mes habitudes, je ne sirote pas mon vin, je le cale. Après le repas, nous sommes allés terminer la soirée dans un bar, mais pour moi le mot « terminer » avait plutôt le sens de continuité. Je remets ma carte de crédit au barman et je passe en mode turbo. *Shooters et* bières ne se comptent plus. Comme toujours, je fais tout pour me détruire et je bois jusqu'au *black-out.* Ma façon de consommer est toujours la même; je bois, je bois, je bois jusqu'à perdre la carte. C'est qu'il me faut de plus en plus d'alcool maintenant pour me saouler, un défi que je relève chaque fois avec acharnement.

Pendant que mes collègues dansent et boivent, je reste collé au bar. C'est ma place et j'y reste pendant que je bois et paie des verres à mes amis. Quand mon corps et mon esprit lâchent, c'est toujours pareil, c'est gênant et inquiétant. Il semble que certains collègues m'aient guidé jusqu'à ma chambre d'hôtel, fini et perdu, mais je ne me souviens de rien.

Le lendemain de cette cuite monumentale, je devais me rendre très tôt à la salle de congrès pour aménager la pièce et voir à tous les détails de cette grosse journée. Je n'y suis jamais allé. J'ai plutôt quitté Mont-Tremblant à bord de ma voiture et j'ai roulé et roulé en direction de nulle part, semble-t-il. Je ne garde aucun souvenir de cette randonnée.

Quand on a constaté mon absence, on a commencé par en rire. « Sly était tellement saoul, c'est certain qu'il dort encore! », diront certains de mes collègues qui étaient là la veille. On a attendu quelques heures puis on a envoyé une collègue me chercher. Elle a frappé et frappé à ma porte en pensant qu'elle finirait bien par me réveiller, mais en vain, bien sûr. Puis on a cherché à me joindre sur mon téléphone cellulaire, qui restait sans réponse.

Mes patrons ont alors demandé à la direction de l'hôtel de les laisser entrer dans ma chambre, où ils n'ont trouvé que mon sac de voyage et mes vêtements. La panique s'est installée petit à petit et plusieurs ont alors voulu faire le tour de la montagne en tentant de me trouver. Un employé de l'hôtel a alors fait savoir à mes confrères et patrons que ma voiture n'était plus dans le stationnement intérieur. Sylvia a alors contacté ma conjointe Nathalie pour l'aviser que j'avais disparu de l'hôtel, puis on a avisé la Sûreté du Québec, qui a lancé des recherches pour me retrouver.

J'ai quelques souvenirs de mon aventure. Je me revois dans une rôtisserie en train de manger. Je ne sais pas quelle heure il est, mais je sais que je suis dans un état pitoyable. Je me rappelle aussi d'être allé m'étendre dans mon véhicule pour quelques minutes ou quelques heures, je n'en sais rien.

Pendant ce temps, au congrès, l'ambiance n'est pas bonne, car la panique et le stress a gagné tout le monde. La police est à ma recherche. Mon escapade aura duré de longues heures. Je me revois, en train de me stationner devant chez moi, puis entrer dans la maison où Nathalie m'a reçu en pleurant et hurlant. Je me suis effondré par terre en pleurant moi aussi, désespéré. « Je veux quitter la compagnie et mon boulot, je n'en peux plus… »

Je déclare que plus rien ne va et que le travail, le stress, la pression et l'angoisse avaient eu raison de moi. C'est ce que je pensais réellement. Pas une seule fois je n'ai parlé d'alcool. Alors que j'étais toujours par terre, deux amies qui étaient venues soutenir Nathalie pendant que l'on me recherchait ont annoncé qu'elles partaient. Je me rappellerai toujours ce qu'a dit l'une d'entre elles avant de refermer la porte derrière elle. « Nathalie, appelle-moi si tu en sens le besoin, tu ne mérites pas de vivre ça toute seule. »

Les jours qui suivent restent très nébuleux. Je me rappelle d'être allé à l'hôpital le lendemain avec Nathalie. J'ai demandé au médecin de me signer un arrêt de travail parce que je souffrais d'épuisement professionnel, que je ne voulais pas retourner dans le milieu de la radio et que j'avais besoin de me ressourcer. Le médecin m'a demandé si je buvais, et j'ai répondu que non. « Ce n'est pas l'alcool mon problème, lui ai-je expliqué, c'est le travail, je ne fais que ça travailler, je n'en peux plus. » Il m'a signé un arrêt de travail.

Nathalie avait prévu assister à un camp de littérature d'une semaine à Rivière-du-Loup, mais elle était complètement à l'envers. Mon escapade a failli mettre fin à ce beau moment qu'elle attendait depuis longtemps. Elle est finalement partie, les larmes aux yeux, pendant que je m'installais chez ses parents, où j'ai dormi pendant quarante-huit heures!

Mon alcoolisme me gardait au plus creux de la vague et j'y entraînais mon entourage avec moi. J'étais responsable de ce qui m'arrivait et je ne voulais rien faire encore pour tenter de me soigner. Non seulement cet incident m'a-t-il fait beaucoup de tort, mais il a aussi nui à ma famille et à mon entourage jusqu'à les écœurer. Ce fut épouvantable, mais malgré ce que je venais de faire, malgré mon amnésie des derniers jours et les remords qui me grugeaient de l'intérieur, j'ai vite retrouvé mes habitudes de buveur invétéré.

Dès le début de la semaine, j'ai reçu l'appel d'un confrère des ressources humaines qui m'a dit qu'une enquête était en cours sur mon arrêt de travail afin de vérifier s'il était couvert par l'assurance et si j'avais droit à des prestations. Blessé dans mon orgueil, j'ai malmené ce confrère, qui était pourtant un bon ami, et je l'ai envoyé promener.

Après tout ce que je venais de faire à mes patrons et à mes collègues, dont plusieurs avaient craint que je sois mort, après aussi avoir mobilisé la police, je considérais n'avoir rien à me reprocher. Tout était leur faute, compte tenu de l'énorme pression qu'ils exerçaient sur moi. Mon ami m'a laissé crier, jurer et l'insulter, puis m'a dit : « Je te laisse te reposer, Sylvain. Tu es vraiment malade. »

Je lui ai raccroché la ligne au nez, et je me suis mis à pleurer de rage et de honte. Je l'avais insulté et je m'étais défoulé sur lui. Puis j'ai sauté dans la douche et je me suis rendu dans un restaurant, pas pour manger, mais pour boire et tenter de chasser ma colère et mes bibittes intérieures.

Un arrêt de travail prolongé

Je serai en congé prolongé pour épuisement professionnel, pendant lequel j'ai consulté un médecin et un psychologue pour rassurer mon entourage et justifier les indemnités de l'assurance collective. Jamais au cours des six mois qu'a duré mon congé je n'ai tenté de me prendre en main. C'est que tous étaient ligués contre moi, en fait, et je ne méritais rien de ce qui m'arrivait!

Le déni, ce refus de reconnaître la réalité parce qu'elle est difficile à accepter, est le lot de l'alcoolique. S'il y a une chose que j'ai bien comprise quand je suis devenu abstinent, c'est que je devais à tout prix cesser de tout nier en vrac, mon alcoolisme, mes mensonges, mes gestes, car ça ne pouvait plus durer. Il est difficile pour le dépendant compulsif de se comporter correctement s'il ne gère pas ses troubles intérieurs.

Nombre d'études et de thérapies affirment que la dépendance à l'alcool et à la drogue relève d'abord et surtout d'un trouble mental, 15 % des problèmes étant dus à la consommation de ces substances et 85 % à des troubles psychologiques. Voilà pourquoi il est primordial pour celui qui arrête de boire de renforcer sa sobriété en faisant un travail sur lui, sinon il continue d'en arracher et risque de retomber dans ses habitudes.

L'alcoolisme est une des pires maladies du siècle, à mon avis. Selon l'Institut canadien d'information sur la santé, plus de quatre cents Canadiens sont hospitalisés chaque jour pour des maux liés à la consommation de substances psychotropes, dont l'alcool fait partie, et dix personnes en meurent tous les jours. De ce nombre, 7,5 des décès sont causés par l'alcool et les deux tiers sont des hommes.

Il ne faut pas minimiser les effets de cette terrible maladie. J'ai longtemps nié mon alcoolisme en dépit de sa présence constante dans ma vie. J'ai aussi nié les problèmes de santé que cela m'a occasionnés : estomac, intestins, maux de tête, embonpoint. Autant j'aimais rire et m'amuser, autant l'alcool m'a souvent gardé dans la noirceur. Mon entourage subissait sans cesse mes sautes d'humeur, mon impulsivité et ma rudesse envers eux. Ce que j'ai trouvé le plus triste, une fois sobre, c'est de voir combien j'ai minimisé et banalisé la méchanceté que j'ai fait subir aux autres.

Même si physiquement je me sentais prêt à retourner au boulot après mes six mois de congé, il reste que rien n'avait changé mentalement. Je dirais même que j'étais pire qu'avant. Mon médecin m'a prescrit un retour progressif au travail, mais je lui ai dit que tout était réglé et que je devais maintenant y retourner, car je risquais de perdre ce que j'avais mis des années à bâtir.

J'ai contacté mon ami des ressources humaines, celui-là même que j'avais traité comme un moins que rien six mois auparavant, pour lui annoncer mon retour à une date précise. Il m'a informé à son tour que c'était la compagnie qui déciderait de la date et de la manière de mon retour. C'était reparti. Je lui ai rétorqué que c'était à moi d'y voir et qu'il n'était pas mon boss avant de lui raccrocher encore une fois la ligne au nez.

Frustré et rempli de colère, je hurlais et j'aurais voulu frappé dans les murs de toutes mes forces. Plus tard dans l'après-midi, me rendant compte que je n'avais pas le choix, au risque de ne pas pouvoir retourner à la station, je lui ai écrit un bref message avec un semblant d'excuses pour lui dire que je ferais ce que l'on me demandait, même si j'étais en désaccord.

Pendant mes six mois de congé, au cours desquels j'aurais dû en principe régler à tout le moins une partie de mes problèmes, j'ai fait tout le contraire. Tous les jours, je sortais dîner dans des restaurants, où je mangeais un peu et buvais énormément. Puis je rentrais à la maison et je m'écroulais dans mon lit. Je répétais à mon entourage que c'était ma sieste quotidienne. Sieste mon œil! J'étais simplement incapable de rester debout. Chaque jour, je me dirigeais ainsi vers les bas-fonds.

Nathalie me retrouvait bien mal en point à son retour du travail et s'inquiétait du peu de progrès de ma « guérison ». Je ne lui parlais pas bien sûr de mes beuveries dans les restaurants et comme nous ne gardions pas d'alcool à la maison, je réussissais à lui faire croire que j'avais effectivement du mal à reprendre le dessus.

Quelle honte de lui avoir menti de la sorte et de m'être menti à moi-même par la même occasion. Le mensonge aura fait partie intégrante de mon alcoolisme. Refusant d'admettre que je me détruisais chaque jour un peu plus, je multipliais au contraire les stratagèmes pour pouvoir continuer de boire, encore et toujours, comme d'aller boire deux ou trois pichets de bière à la sauvette ou de cacher une bouteille de vodka dont je me servais en cachette pour me préparer une vodka jus d'orange que je buvais au souper devant Nathalie et les enfants en faisant comme si de rien n'était. Au cours de mes dernières années de consommation, je promettais à Nathalie de cesser de boire, puis je m'inventais des emplettes à faire pour aller m'acheter une cannette de jus pétillant alcoolisé que je buvais en conduisant.

Vous n'avez pas idée de ce que l'alcoolisme nous fait faire. On nous demande de ne pas boire, nous acquiesçons, puis nous trouvons vite mille et une façons de cacher que nous buvons. Ma priorité était de boire pour geler mes émotions, toujours en mentant. Je réussissais à faire croire que je ne buvais plus alors que je vivais les pires moments de ma vie.

Un retour au travail désastreux

J'ai donc accepté le plan de retour au travail de Radio Énergie, la station de radio pour laquelle je travaillais. Il s'agissait d'un retour progressif qui m'a tapé sur les nerfs dès le départ et sur lequel surtout je n'avais aucun contrôle. Je voulais tout décider, je ne voulais rien savoir de l'autorité. Quel affreux comportement pour un employeur!

Dès la première journée, j'ai eu plusieurs rencontres avec Sylvia, la directrice, qui m'a expliqué le plan de match pour mon retour. Peu collaborateur, j'ai dénigré ce plan tout en déballant un tas de frustrations que j'avais accumulées. Sylvia, de son côté, m'a dit que l'évaluation annuelle des employés ayant eu lieu pendant mon congé, qu'elle devait maintenant faire la mienne. Je ne voulais pas d'une évaluation après une aussi longue absence pour dépression nerveuse. Complètement fermé, je me disais que j'avais tout donné, que je ne devais rien à personne et que c'était plutôt Radio Énergie et ses dirigeants qui m'étaient redevables.

Ce premier jour de mon retour au travail, je suis parti plus tôt que convenu, complètement hors de moi. Je me suis dirigé tout droit vers un resto bar, pour manger un peu, mais surtout pour boire les émotions négatives qui m'assaillaient de toute part. Comme d'habitude, en attendant que l'on me serve mon repas, j'ai eu le temps de boire trois ou quatre verres que je n'ai pas sirotés, oh que non.

Le processus de réintégration s'est poursuivi sur trois semaines. Dès la deuxième journée, la directrice a procédé à mon évaluation. J'avais toujours eu d'excellentes évaluations, comptant parmi les meilleurs employés. Mais l'abus d'alcool me tenait à bout de souffle, à bout de nerfs et à bout de patience. Dans mes dernières années à la radio, je jugeais tout le monde. Je m'étais persuadé que j'étais entouré d'incompétents qui entravaient la bonne marche de mon travail et m'empêchaient de briller. Je me sentais trahi et je nageais dans une mer de jugement et de négativisme.

Sylvia m'a remis mon évaluation, que j'ai à peine regardée. Ce fut la pire de toute ma carrière. Tandis qu'elle me présentait le tout calmement et méthodiquement, je suis resté là les bras croisés, à recevoir ce que je percevais comme une profusion de jabs et d'uppercuts, incapable de même chercher à comprendre et encore moins de songer à changer.

J'avais été mauvais au cours de l'année qui avait précédé mon arrêt de travail et pourtant, je riais presque ouvertement de ce que me disait Sylvia. Malgré mon attitude négative et même un peu agressive, elle a continué tout au long de la rencontre à me tendre les deux mains en m'offrant de m'accompagner, de me coacher, de me guider.

J'avais été hypocrite et menteur avec un tas de gens au travail, je leur avais même caché certaines informations. J'ai nié les faits que l'on me reprochait et j'ai menacé de me rendre au service des ressources humaines et aussi de m'adresser à la haute direction afin de faire annuler cette évaluation. Sylvia ne méritait rien de la brouette de merde que j'ai déversée dans son bureau, comme je l'avais d'ailleurs fait à maintes reprises auparavant. Je n'avais tout simplement pas de respect pour cette femme pourtant si humaine et généreuse.

Encore une fois, j'ai pris mes cliques et mes claques et j'ai quitté la station à l'heure du dîner, alors que je devais faire une journée complète. Je me suis rendu au même resto-bar que la veille, où j'ai noyé mes émotions dans l'alcool. Comme chaque fois, je ne me sentais nullement coupable, puisque je retrouvais au contraire un petit bonheur bien superficiel qui faisait taire temporairement mes bibittes intérieures. L'alcool gardait mes soucis à distance pour un temps et je cherchais, tout le temps, longtemps et toujours, à rester dans cette zone de confort illusoire.

Cesser de boire, faire chuter le diable!

Quand l'alcoolique cesse de boire, il n'en est qu'au début de ses peines. Comme je l'ai dit plus haut, l'alcool ne constitue que 15 % des problèmes du buveur, le reste étant d'ordre psycho-émotif. L'alcoolique peut réussir à cesser de boire, mais s'il ne règle rien de ce qu'il a cherché à fuir à l'aide de l'alcool, ses problèmes continueront de dominer sa vie.

Je suis d'avis, comme le prônent les Alcooliques anonymes, que l'alcoolisme est une maladie incurable que nous pouvons cependant contrôler du moment que nous en réglons les causes sous-jacentes. Cela exige du buveur une introspection, une réflexion et des actions concrètes pour s'en sortir. Cela peut lui sembler insurmontable au départ, mais quand il constate tous les bienfaits qui résultent de ses efforts, pour lui-même et son entourage, il ne veut plus retourner en arrière. Il n'y a rien de garanti et ce n'est pas toujours facile, mais tant de belles et bonnes choses se produisent que nous ne pouvons faire autrement que de vouloir poursuivre sur notre lancée.

Je me considère plus que chanceux que dès mon premier jour à la Maison Jean-Lapointe, j'aie perdu la soif, le besoin de prendre de l'alcool. Même si je suis parfois tenté de prendre un verre, je pense instinctivement à mes délires et à tous mes *black-outs,* et surtout à mes trois enfants à qui j'ai promis de ne plus jamais laisser le diable entrer dans ma vie!

La dépendance à l'alcool reste toujours latente et demande une surveillance constante de la part du buveur devenu abstinent. Dès le premier jour de ma thérapie à Jean-Lapointe, j'ai compris que je ne pourrais jamais reprendre une goutte d'alcool, au risque de me remettre à boire comme avant. J'ai aussi compris la très grande importance de l'entraide entre frères et sœurs dépendants comme moi, qui constituent pour moi une seconde famille.

J'avais une vieille perception de ce qu'étaient les Alcooliques anonymes et leurs fameuses réunions. Très jeune, j'accompagnais souvent mon père à ces réunions, que je trouvais froides et un peu sectaires. Je me rappelle qu'à cette époque, il y avait beaucoup de jugement et que les messages véhiculés par les membres étaient souvent négatifs. À ma première soirée à la Maison Jean-Lapointe, j'étais évidemment complètement détruit, et lorsque j'ai su que nous devions obligatoirement assisté à des réunions d'AA, je me suis senti bien mal à l'aise à l'idée de retrouver ce que j'avais vu dans ma jeunesse.

Un bon vendredi, tôt dans la soirée, alors que j'en étais aux derniers milles de mon alcoolisme actif, je reviens d'une longue et difficile journée de travail à Québec, une autre. Le travail et son partenaire, l'abus d'alcool, avaient encore une fois frappé fort. Je venais de passer les deux derniers jours dans la vielle capitale à négocier d'importants contrats avec des clients et, comme d'habitude, j'avais planifié mon horaire de façon à pouvoir boire tout en travaillant. Le pire, c'est que j'y arrivais tout le temps.

Ce vendredi-là, j'ai réussi à finaliser un contrat assez tôt dans la journée. Mes deux dernières rencontres ayant été reportées à une date ultérieure, j'ai décidé de terminer ma journée de travail assis au bar d'un restaurant de la ville de Québec, avec mes notes et mon ordi. J'ai pris place au bar à onze heures, et j'ai bu et travaillé jusqu'à dix-huit heures, moment où j'ai décidé de rentrer à la maison, sur la Rive-sud de Montréal. Je me suis d'abord arrêté dans une station-service pour faire le plein et j'en ai profité pour m'acheter un pack de six bières avec l'intention de les boire en chemin.

J'étais déjà extrêmement affecté par l'alcool que j'avais déjà avalé, mais j'ai tout de même pris le volant tout en buvant les six cannettes que j'avais déposées sur le siège à côté de moi. J'en étais à la dernière lorsque ma fille de 10 ans m'appelle via FaceTime. Je prends l'appel, le téléphone dans une main, le volant dans l'autre et la dernière canette entre les jambes. Ma fille n'a mis que quelques secondes pour s'apercevoir que j'étais au volant de ma voiture et que j'étais défoncé.

« Papa, tu as bu? Tu conduis! Papa, je ne veux pas que tu meures. Arrête et ne reviens que demain, je t'en supplie. » Elle pleurait à chaudes larmes.

Je lui ai raconté des mensonges, comme à mon habitude, en lui disant que tout allait bien et que j'étais en route pour la maison, puis j'ai très vite raccroché.

Je ne suis pas rentré à la maison. Je me suis plutôt endormi dans le stationnement d'un restaurant, à quelques kilomètres de chez-moi, pour me réveiller à l'aurore, assis au volant de ma voiture dont le moteur tournait toujours. J'ai paniqué en me rendant compte de ce que je venais de faire encore une fois à mes proches.

Sans m'en rendre compte, j'ai roulé jusqu'à la maison de ma belle-famille où je me suis effondré sur un lit d'invité. Pendant ce temps, mes proches me cherchent, plus qu'inquiets. Il y avait déjà douze heures que ma conjointe tentait de me joindre au téléphone. Elle s'apprêtait à contacter les autorités pour leur annoncer ma disparition lorsque ma belle-mère, alertée par sa fille, est rentrée chez elle après quelques jours d'absence et a vu ma voiture dans la cour. Elle a appelé sa fille en pleurant dès qu'elle m'a aperçu dans la chambre d'amis.

Lorsque j'ai entendu ma belle-mère, je me suis réveillé en sursaut et je me suis tout de suite précipité vers elle. « C'est fini, lui ai-je promis. Je cesse maintenant de boire. » Il y avait une bouteille de vin dans mon sac de voyage, sur laquelle j'ai écrit « Je ne bois plus », avec la date et ma signature. C'était une promesse comme bien d'autres que j'avais faites jusque-là, mais cette fois je commençais à saisir tout le sérieux de ma situation. Je ne pouvais plus continuer.

Impulsif comme toujours, j'ai alors pris la direction de Drummondville pour me rendre sans m'annoncer chez Louca, mon plus vieux, à qui j'ai remis à lui aussi une bouteille de vin portant ma signature. J'ai pleuré et me suis excusé sans arrêt à son endroit. Même si j'ai toujours pris garde que mes enfants ne me voient jamais en état d'ébriété, Louca aura très souvent subi ma mauvaise humeur exacerbée par mes lendemains de veille douloureux.

S'il y a quelque chose qui a réussi à me ramener les deux pieds sur terre, ce sont mes trois enfants Noah, Nellie-Anne et Louca, mes trois plus beaux cadeaux! Je me trouve tellement privilégié qu'en dépit de tous les tristes moments de ma vie, j'aie eu un magnifique noyau familial fait de ces trois bijoux. Aujourd'hui et pour toujours, mes enfants sont ma force et ma raison de vivre.

Après la promesse solennelle faite à ma belle-mère et à mon fils dans l'après-midi du samedi, je refuse de parler à ma conjointe malgré tout ce que je viens de lui faire subir encore une fois. J'ai plutôt passé ma soirée à boire, encore et encore. Je me fous de tout, comme d'habitude, et je continue à m'enfoncer. Je venais de promettre à deux personnes importantes pour moi que je ne boirais plus, promesse que je n'ai mis que quelques minutes à abandonner.

Rapidement, dès mes premières gorgées, j'ai occulté mon comportement de la veille et la promesse faite à mes proches. J'y verrais plus tard. Pour le moment, j'étais bien, emmitouflé dans les brumes de l'alcool. Ma soirée durera encore très longtemps, jusque tard dans la nuit.

Quand on est saoul, on pense que la vie est belle, que tout est beau et agréable. Mes bibittes intérieures étaient vite mises en suspens dans ces moments. Je remettais chaque fois à plus tard, à demain, à jamais, ce que je devais régler sur-le-champ. Lors de ma thérapie, plusieurs mots m'ont confronté à moi-même : égo, mensonge, hypocrisie, déni. La notion de déni m'a particulièrement marqué quand j'ai enfin décidé d'arrêter de boire.

Lors de ma première soirée à la Maison Jean Lapointe, je me retrouverai seul, sans voir personne à part l'infirmier. Il m'a remis quelques documents et livres dont j'aurais besoin au cours des vingt et un jours suivants. Je vois dès mes premières lectures ces mots clefs, dont le déni. Je vois, je relis, je vois encore et je m'en veux. Je me rends compte que je me suis tenu dans le déni et les mensonges pendant plus de trente ans. Je me déteste, je pleure de rage et je tente de parler dans ma tête à Nathalie et à mon père. J'essaie de m'excuser à distance à mes enfants, ma conjointe, tous mes proches. Je ne peux pas les appeler, les appels étant interdits pour toute la durée de la thérapie, alors je fais comme s'ils étaient devant moi et je leur parle.

Dans ma chambre, assis sur une chaise près de la fenêtre, je contemple le vide de ma vie, le vide que je suis devenu. Je n'ai aucune idée de ce que je dois faire. Je reste assis sur cette chaise pendant des heures. Mes émotions sont mortes, je ne sens plus rien et j'ai l'impression d'être en suspens, complètement arrêté. Je ne sais plus quoi faire.

Ma première journée de thérapie

Six heures quarante-cinq. On frappe à la porte de ma chambre. « Debout, bon matin, c'est l'heure du déjeuner! »

Ne sachant trop quoi faire, je me lève et m'habille avant de me rendre à la réception de la maison. Pleins de gens sont là, qui commandent des cigarettes ou s'informent de ce qui les attend dans la journée. Plusieurs, qui comme moi viennent d'arriver, se plaignent déjà et manifestent le désir de partir.

Ces premiers instants me semblent plus que bizarres. Un résident qui me dit être là depuis plus de deux semaines me prend sous son aile et me fait faire le tour des locaux avant de me mener à la cafétéria. Tous les résidents y sont pour le déjeuner. Il me présente à tous en y allant d'un « Bon matin, je vous présente un nouvel ami, Sylvain ». Tous me saluent et m'applaudissent. Wow! Personne ne me connaît, et pourtant on m'accueille en héros.

Dès cet instant, je vois que le « nous » sera désormais pour moi un soutien spirituel. Tous sont gentils et viennent me voir pour me souhaiter la bienvenue. Je n'en reviens pas. Je me sens déjà mieux et j'arrive enfin à entrevoir une suite à ma vie. Il n'y a pas de jugement, nous sommes tous au même niveau. Peu importe d'où nous venons, nous sommes tous pareils, nous sommes des alcooliques. Pendant les trois semaines passées en thérapie, j'ai pu enfin mettre ma vie habituelle complètement de côté.

Je prends mon premier repas en compagnie de plusieurs résidents qui déjà m'aident et me soutiennent. C'est fou! Plus loin dans la salle à manger, je crois apercevoir un ami, un collègue légendaire. Il me voit à son tour et s'approche. Je me sens mal. Je ne sais pas comment me comporter et je crains son jugement. Il s'agit de Michel W. Duguay, un des grands animateurs de l'histoire radiophonique du Québec. Conscient du principe de l'anonymat sur lequel reposent des organismes comme Alcooliques anonymes (selon lequel l'appartenance des membres aux AA ne doit pas être dévoilée), Michel est fier et honoré de pouvoir joindre son nom au mien en tant qu'alcoolique qui se prend en main.

« Hé, salut mon Sly! Comment vas-tu? Tu viens faire du bénévolat? Tu donnes une conférence? »

Je suis tellement gêné et mal. Je regarde par terre et ma réponse est longue à venir. « Non, je suis ici en thérapie, c'est ma première journée. » J'ai de la difficulté à respirer et je n'ose pas le regarder dans les yeux. Je me sens tout petit, très mal à l'aise, rempli de honte, les yeux pleins d'eau. Il me prend par les épaules et me dit : « Tu viens de prendre la meilleure décision de ta vie, mon Sly. Tu viens de te choisir. »

– Tes paroles me touchent, mon ami. Et toi, que fais-tu ici? Tu es en thérapie toi aussi?

– « Non, je suis bénévole. J'ai arrêté de boire il y a plus de sept ans et j'ai abandonné les drogues il y a vingt ans au moins.

– Oh! Mon dieu! Je suis si confus et ébranlé, et j'ai peur de ce qui m'attend. Je crains que ma vie devienne ennuyeuse, que je perde mon sens de l'humour et tout mon côté créatif...

– Sylvain, tu es un passionné qui s'est toujours investi à fond tout en accompagnant les autres. Tu avais plein de belles idées et tu as obtenu de beaux résultats, malgré ta maladie. Maintenant, tout ce que tu as eu et fait de beau et de bien dans ta vie, tu le verras encore, mais multiplié par mille. Ta vie sera chaque jour un cadeau. »

Ces mots d'encouragement m'ont marqué à jamais. J'ai senti que je venais effectivement de prendre la meilleure décision qui soit et qu'un renouveau m'attendait. Une nouvelle vie me souriait alors qu'à peine quelques heures auparavant, je cherchais à m'autodétruire. Oui, j'ai senti hors de tout doute que je venais de poser le plus beau geste, de faire le meilleur choix, et une grande tension est tombée.

Le choc des premières heures

Une thérapie, c'est revoir sa vie du début jusqu'à maintenant. Ça gruge, ça frappe fort et ce n'est pas reposant. C'est comme si tu conduisais ta vieille voiture au garage après l'avoir longtemps négligée. Elle est toute rouillée et son moteur ne fonctionne plus, et les réparations sont longues et coûteuses.

Après le déjeuner, j'assiste à un premier atelier où on nous parle de la toute première étape du programme de rétablissement des Alcooliques Anonymes : « Nous avons admis que nous étions impuissants devant l'alcool – que nous avions perdu la maîtrise de notre vie. »

Ça me frappe de plein fouet, mais je l'admets. Je suis là et je veux avancer, surtout ne pas reculer. Je suis alcoolique, dépendant de l'alcool, et donc malade jusqu'à la fin de mes jours. Je me trouve chanceux d'avoir croisé mon ancien collègue dès ce premier matin et que la première session ait porté sur la reconnaissance de mon alcoolisme.

Après chaque session, nous nous séparons en petits groupes pour discuter, sous la supervision d'un thérapeute, de ce que nous venons d'entendre. Tous exposent à leur tour les maux qui les tourmentent et le thérapeute demande chaque fois si nous plions le genou et admettons notre dépendance à l'alcool. À mon tour, je pleure, mais j'admets sans détour que je dépends de l'alcool et que je suis donc malade, et j'affirme ne plus vouloir retourner dans l'abîme d'où je viens.

Je tremble de partout. C'est que je viens de cracher le poison, de chasser le diable qui pèse depuis si longtemps sur mes épaules. Le thérapeute me félicite en me disant que je viens de me faire le plus beau cadeau qui soit. Cesser de boire aura été la chose la plus difficile à faire. Avouer ma dépendance à l'alcool était le pas suivant à franchir.

Après seulement quelques heures de mon arrivée en thérapie, je captais un tas de messages constructifs. Je commençais à sentir que les gestes que je venais de poser et les paroles que je venais de prononcer avaient réussi à déloger le diable sur mon épaule. Ce premier jour reste marqué au fer rouge. Je suis un privilégié, car en admettant mon alcoolisme sans réserve, j'ai perdu à jamais l'envie de boire. J'ai saisi que l'alcool était depuis toujours mon pire ennemi, et surtout l'allié du diable qui m'avait sans cesse tiré vers les bas-fonds.

Le soir de cette première journée de thérapie, j'ai dû assister à une première réunion des AA en tant qu'alcoolique. Je n'étais pas à l'aise, car je gardais un souvenir de jeunesse des réunions avec mon père. Dans la salle, de nombreux membres AA nous ont accueillis en nous souhaitant la bienvenue. L'accueil était simple, mais la vague d'amour et de respect qu'il engendrait était immense.

Il y a de la simplicité et de l'acceptation dans cette salle. Peu importe qui tu es et d'où tu viens, tout le monde est à égalité. Nous dépendons tous de l'alcool. Je me sentais si nerveux et je tremblais de partout dans cette salle qui avait reçu bien des coups de pinceaux depuis l'époque de mon père, mais que je reconnaissais tout de même sans difficulté.

Tout le monde prend place et je fais de même pendant que mes yeux se remplissent de larmes. Deux résidents arrivés quelques jours avant moi viennent s'asseoir à mes côtés, puis un alcoolique prend la parole devant l'auditoire. Il commence par nous dire qu'il est sobre depuis longtemps et que cesser de boire lui a sauvé la vie. Puis il nous raconte son histoire, et je n'en crois pas mes oreilles. Sa femme est décédée toute jeune en lui laissant de beaux enfants.

J'avais l'impression que ses paroles m'étaient destinées. Je me suis mis à pleurer à gros sanglots. Je tentais de me contenir de crainte de déranger mon entourage, mais je n'en étais pas capable. La femme assise à ma droite a pris mes deux mains dans les siennes tandis que mon voisin de gauche a passé son bras autour de mes épaules. Ils sont restés avec moi toute la soirée. Je me sentais détruit et sans vie, à la fois vide et coupable de tout le mal que j'avais fait subir aux autres à cause de mes comportements et de mon alcoolisme. Je me sentais encore et toujours coupable du décès de mon épouse Nathalie. Je m'en voulais et je pleurais de rage.

Mes deux complices sont restés à me parler et à me réconforter le reste de la soirée. Je n'en revenais pas de me sentir aussi bien entouré et soutenu par des gens qui ne me connaissaient pas. Je me suis senti en confiance avec eux et je leur ai dit pourquoi cette soirée m'avait fait aussi mal. Tous deux m'ont écouté et remonté le moral. Je commençais à saisir toute l'importance du « nous » dont parlent les AA, de l'écoute, de l'entraide et du soutien d'alcooliques semblables à moi. Une première journée de thérapie pas facile, mais qui reste à jamais gravée dans ma mémoire.

J'ai fini par regagner ma chambre pour m'acquitter des exercices qu'on nous avait demandé de faire. Je devais entre autres écrire un résumé de la journée que je venais de passer et j'ai donc écrit un premier texte dans mon journal de thérapie. Ce faisant, j'ai senti un calme s'installer en moi. Je n'ai jamais aimé écrire, mais là je me sentais si bien que j'ai écrit jusque tard dans la nuit. J'ai découvert, dans l'écriture de mes émotions et de mes sentiments, une thérapie en soi. Je commençais à entrevoir un jour nouveau.

Le combat avait commencé. Il me restait à continuer.

Faire mes deuils

Le jour suivant, j'ai fait d'autres prises de conscience grâce à tout ce que j'entendais autour de moi. Je commençais lentement à diriger mes pas tout en surveillant le démon qui rôdait dans les parages, toujours là pour me faire tomber et surtout me garder au sol.

J'ai compris que j'avais mis ma vie en suspens depuis le décès de Nathalie et qu'il me fallait faire la paix avec sa mort, ainsi qu'avec celle de mon père. Je me sentais coupable, ce qui m'a longtemps empêché de passer à autre chose. Je me suis mis à penser à faire mes deuils. Je ne savais aucunement comment faire, mais il le fallait.

J'ai écrit une lettre à Nathalie et une autre à mon père pour tenter de me purger de tous les remords qui me grugeaient depuis si longtemps. Il est vrai que je n'avais pas toujours agi correctement avec ces deux personnes plus qu'importantes pour moi, mais il me restait à reconnaître que leur décès n'avait rien à voir avec ce que j'avais pu dire ou faire.

J'écrivais tout, sans plan, sans suite logique. Je voulais simplement cesser d'avoir de la peine chaque fois que je pensais à eux. Ma première lettre s'adressait à Nathalie et la seconde à mon père. À mesure que j'écrivais, je faisais de belles prises de conscience. À la fin de cet exercice, Nathalie et mon père sont devenus mes anges gardiens. Enfin, j'étais capable de reconnaître qu'ils avaient toujours été là pour m'épauler alors que je les accusais du contraire depuis si longtemps!

Le deuil est assurément une des choses les plus difficiles à vivre. Il n'y a pas de durée précise à un deuil. Il faut prendre le temps de comprendre, de saisir. C'est si compliqué! Les défunts ne souffrent pas bien sûr de leur décès, mais ceux qui leur survivent, oui. J'avais vraiment tout essayé à travers les années, lectures, psychologue, repos, mais je n'avais jamais réussi à passer à autre chose. Mon alcoolisme a mis mon deuil en suspens, comme il l'a fait du reste de ma vie.

Comme je l'ai dit, j'ai longtemps eu le sentiment de mener une double vie. Il y avait celle qui s'était arrêtée avec le décès de Nathalie et une autre qui reposait sur mes excès, mes passions, mes mensonges et mon déni. Je voyais très bien ces deux vies, je les sentais tout le temps. Quand j'étais sobre, ce qui était évidemment plus rare, je repassais sans cesse en esprit le décès de Nathalie, et je faisais alors rêves et cauchemars.

Je parlais à Nathalie tous les jours, je m'excusais à elle, je m'en voulais, car j'avais toujours eu l'impression que son décès était ma faute. Aujourd'hui, elle est toujours à mes côtés, je le sais, je la sens. Elle m'a toujours envoyé plein de messages et d'images pour me faire comprendre qu'elle était là pour moi, mais j'ai d'abord dû me choisir et me prendre en main avant de comprendre, ce qui m'aura pris trente-cinq ans.

Le début de mon abstinence a aussi été marqué du remords de ne pas avoir mis beaucoup plus tôt un terme à ma consommation d'alcool. Il a fallu que je fasse un deuil aussi de ce côté, car c'était nourrir une culpabilité pour un passé auquel je ne pouvais rien changer. Le plus beau était là, à tous les instants de ma nouvelle vie.

Ce que j'ai appris et compris en thérapie, je dois le mettre en pratique tous les jours. Ce n'est pas toujours facile et nous avons parfois l'impression de mener un combat de tous les instants. Les maisons de thérapie et les organismes comme AA proposent un bon programme de rétablissement, somme toute assez simple. Il nous reste à persévérer pour en faire un mode de vie durable.

Je connais aujourd'hui beaucoup plus de beau que de laid. Je ne veux plus jamais retourner en arrière. Ma nouvelle vie restera telle quelle si je le veux et le décide. Je sais que le diable continue de rôder dans les parages, prêt à me clouer la tête et le cœur au sol pour peu que je baisse le moindrement ma garde. Je le sais, je le sens et je l'assume. Je gagnerai toujours, tant et aussi longtemps que je me choisirai et me soignerai. C'est plus qu'une victoire, c'est presque un paradis!

Ma thérapie s'est poursuivie avec d'autres prises de conscience, comme si un messager me disait sans cesse : « Tu vois ce qui vient de se produire? Tu fais encore la même erreur, tu ne poses pas les bons gestes. Ne retourne pas là, ne retourne pas en arrière. Va de l'avant. »

C'est fou ce que l'alcool fait vivre de drames à ceux qui en dépendent. Pendant les échanges de groupe après les sessions de travail, nous parlions de pertes d'emploi, de troubles de santé physique et mentale, de séjours en prison, d'amis et de familles qui nous reniaient même quand nous tentions de nous ressaisir et de contrôler notre maladie. C'était souvent triste, mais en même temps, ça me servait de motivation.

Je me confiais à d'autres résidents et je les écoutais en retour. J'ai vite senti que j'avais leur soutien. Pour ma propre réhabilitation, j'ai décidé d'en faire autant pour les autres, comme le recommandent les thérapies basées sur les douze étapes établies à l'origine par les Alcooliques anonymes. J'en ai fait une nouvelle habitude de vie, voyant combien cela me sort de mon égoïsme viscéral et me garde à l'abri de l'apitoiement et de l'alcool. Mes premières heures de thérapie m'ont fait prendre conscience de tous les outils dont je disposais pour m'en sortir et passer à l'étape suivante.

Même si la thérapie n'était vraiment pas facile, je me sentais tellement bien de me retrouver enfin face au Sylvain que j'aime. Je ressentais un grand calme que je voulais voir s'étendre au reste de ma vie tant c'était satisfaisant. Ça peut sembler contradictoire, mais j'y ai vécu certains des plus beaux moments de ma vie, ce qui m'encourageait d'autant plus à me soigner et à grandir. C'était si particulier de penser qu'à peine quelques heures auparavant, j'avais pris une cuite en buvant sept pichets de bière en trois heures, alors que maintenant je riais et m'amusais avec des gens que je connaissais à peine.

Outre les ateliers et les échanges en groupe, j'ai passé mes vingt et un jours à lire, à écrire et à faire de l'introspection. Du pur bonheur! J'ai découvert une nouvelle passion dans l'écriture, une vraie gâterie. C'était pour moi si difficile et ennuyant de composer des phrases et ça m'a semblé bizarre au départ de passer des heures à tout révéler sur papier. J'ai pensé qu'il s'agissait, comme d'habitude, d'une passion intense et temporaire. Mais non, c'est devenu pour moi un véritable cadeau de la vie que de mettre mes émotions sur papier. Je reconnais en toute humilité que je ne serai jamais un grand auteur, mais je suis reconnaissant d'avoir découvert cet excellent moyen d'évacuer des émotions et de me faire simplement du bien. Écrire ce livre aura été un privilège que je n'oublierai jamais!

À quelques jours de la fin de mon séjour à la Maison Jean-Lapointe, la thérapeute en chef m'a fait venir à son bureau. En entrant, j'ai aperçu mon nouvel ami Mathieu, un être humain fantastique qui m'avait tant épaulé au cours des deux semaines précédentes. Lui-même avait terminé sa thérapie la veille et avait quitté la maison. Il s'est approché de moi en éclatant en sanglots. « Sly, ma copine s'est enlevée la vie, je l'ai trouvée morte il y a quelques heures! » Abasourdi, je l'ai pris dans mes bras et je l'ai serré très fort contre moi. Je ne savais pas quoi lui dire.

La thérapeute a posé une main sur notre épaule. « Sylvain, m'a-t-elle dit, Mathieu nous a demandé de revenir à la maison afin d'être épaulé face à ce drame, car il craint de se remettre à boire. Il aimerait passer quelques jours avec toi dans ta chambre. Tu n'es obligé à rien, mais c'est la première chose qu'il nous a demandée à son arrivée. Es-tu d'accord? »

J'étais triste et je ne comprenais pas pourquoi la vie venait d'assener un tel coup à mon nouvel ami. Être ainsi frappé de plein fouet par un drame à peine sorti de thérapie risquait de le pousser vers l'alcool. J'ai acquiescé à sa demande. J'aurais tant voulu pouvoir effacer ce qui venait de lui arriver.

Mathieu et moi avons partagé la même chambre pour les six jours suivants. Je l'ai écouté pendant qu'il me racontait tout, je l'ai consolé, je l'ai soutenu du mieux que je le pouvais. Mathieu m'avait si bien accompagné quand il était avec nous, il était devenu une des personnes les plus importantes pour moi, un être vrai, plein de bonté.

Ce qu'il venait de vivre était dramatique, mais il n'a pas retouché à l'alcool pour autant. Il a été à mes yeux impressionnant et fort. Pour moi, il est devenu plus qu'un ami, il est un modèle. Il aurait pu retourner à ses anciennes habitudes, d'autres l'auraient fait à moins. Il a plutôt choisi, consciemment, de panser sainement ses plaies, comme il l'avait fait tout au long de son séjour à Jean-Lapointe.

Mathieu a cessé de boire une semaine avant moi. Je serai là pour lui pour le reste de ma vie, et je sais qu'il le sera aussi pour moi. Il nous arrive à tous, alcooliques ou non, d'être frappés par des événements tragiques qui nous jettent par terre. Pour l'alcoolique, un des grands bienfaits de la sobriété est de pouvoir enfin comprendre, d'être capable de voir clair et de savoir absorber le choc grâce à des solutions qu'il n'arrivait pas à voir auparavant.

Boire à l'excès en espérant étouffer des émotions qui nous rattrapent de toute façon au tournant, c'est se garder en permanence en pleine noirceur. Quand nous devenons sobres, nous comprenons que maintenant, dans cette nouvelle vie remplie de lumière, nous saurons traverser les tempêtes.

J'ai quitté la Maison Jean-Lapointe un midi, après vingt et un jours. J'étais un peu nerveux, mais j'étais aussi très fier. Je sentais que mes pas étaient éclairés par une lumière qui avait jusque-là échappé à mon regard. Ma vie prenait une nouvelle tournure parce que je pouvais désormais la meubler de beau comme jamais je n'en avais connu auparavant.

Les 12 mots clefs de ma vie d'alcoolique

Je vous présente en terminant les douze mots que je garde sans cesse à l'esprit pour me rappeler d'où je viens et aussi pour m'aider à diriger mes pas dans la direction que je me donne aujourd'hui.

1. Le déni

L'une des choses que l'on m'a souvent dites pendant mes beuveries ou lors de mes pénibles lendemains de veille est que je niais mes problèmes, en particulier mon alcoolisme. Vers la fin, certains membres de ma famille me disaient que je semblais être alcoolique. Ma mère, elle, me l'a dit sans détour à la fin d'une soirée bien arrosée.

« Mon grand, tu es saoul. Tu sembles avoir un problème d'alcool, comme ton père. »

Je ne vous surprendrai pas en vous disant que je l'ai immédiatement apostrophée en jurant. « Ne me redis jamais ça, me suis-je exclamé. Je ne suis pas un alcoolique, je ne suis pas comme mon père. Non, mais est-ce que je peux m'amuser un peu dans la vie! » C'était le genre de commentaires que je faisais aussi à Nathalie, la mère de mes deux derniers, quand elle cherchait à me faire prendre conscience de mon problème.

« Le déni est un mécanisme de défense assez répandu chez ceux qui se croient incapables de régler leurs problèmes ou qui manquent d'outils ou de connaissances pour ce faire. Pour l'alcoolique, le déni est exacerbé par une société peu tolérante qui ne favorise pas l'acceptation d'une maladie dite « honteuse ». Se reconnaître alcoolique, c'est alors croire et avouer aux autres, comme le fait la société en général, que l'on est méprisable, monstrueux, dégoûtant. Il s'agit bien évidemment d'un jugement très négatif où se mêlent honte, culpabilité et rejet de soi, une perspective qui pousse le malade alcoolique à se prouver et à prouver aux autres qu'il n'est pas identique à cette image.

« Le déni est une construction partiellement inconsciente qui vise à gérer l'angoisse générée par la prise de conscience d'un problème difficilement acceptable, par la perspective d'un sevrage et par le changement radical d'un mode de vie qu'implique l'abstinence totale.

« La meilleure façon pour le malade d'y parvenir est de se prouver qu'il n'est pas alcoolique, qu'il ne boit pas trop, qu'il peut s'arrêter de boire quand il le souhaite. Il peut même arrêter de boire pendant un laps de temps et, s'étant prouvé qu'il peut arrêter, il se remettra à boire avec moins de culpabilité : je peux m'arrêter quand je le souhaite. »
(Source : Le déni, un mécanisme de défense du malade alcoolique - Alcooleaks.)

J'ai encore parfois tendance à nier un problème, quand je ne sais pas comment m'y prendre pour le régler. Mais j'ai bien compris que je ne gagnerai jamais à nier mes erreurs et mes problèmes, bien au contraire. Reconnaître ses torts et s'en excuser à l'autre, c'est aussi se pardonner.

2. Le mensonge

J'ai passé une bonne partie de ma vie à mentir. En thérapie, alors que mon esprit s'éclaircissait et que j'écrivais des bouts de ma vie, je me suis rappelé les épouvantables mensonges que je racontais aux autres, et surtout à moi-même.

En parlant avec mes interlocuteurs, je me rendais souvent compte que j'étais carrément en train de leur mentir, mais malgré les malaises continuels que cela m'occasionnait, je continuais dans ce qui était devenu une habitude. Je mentais, j'exagérais, je m'assurais de bien monter mes histoires de façon que l'autre me croit sur parole. Plus je buvais, plus je mentais; plus je mentais, plus j'avais honte et plus je me défonçais, une roue qui tournait sans fin.

Mes premières heures de sobriété ont fait remonter à ma mémoire tous les sévices que j'avais causés aux autres et à moi-même par la même occasion, car le mensonge n'a jamais eu d'autre effet que d'amplifier mes problèmes. J'étais honteux et je souhaitais ne plus vivre comme ça, jamais. Mentir, c'est à soi en premier que l'on fait du mal. Je veux vivre désormais dans la plus grande honnêteté.

3. L'exagération

Les alcooliques n'y vont jamais de main morte. Boire une demi-bière ou une coupe de vin, ce n'est jamais assez. Manger un seul homard? Pas assez! Dépenser seulement 150 $ à l'épicerie? Ne travailler que les quarante heures prévues au contrat? Rien de cela ne sera jamais assez.

La passion fera toujours partie intégrante de ma personnalité, tout comme mon ambition et mes débordements. C'est donc quelque chose que je dois avoir à l'œil. Si l'alcool est proche, les mauvaises habitudes le sont aussi. Je réussis assez bien à maîtriser ce trait de caractère, grâce à la discipline que je me suis donnée. Aujourd'hui, je demeure passionné, mais je réussis à voir quand je vais trop loin et à m'arrêter à temps. Il m'arrive encore de tomber dans l'excès, les dépenses, la nourriture, le travail, et c'est alors à moi que revient la responsabilité d'y mettre un frein. L'équilibre en toutes choses m'aide à garder un rythme de vie plus sain.

4. L'agressivité

Comme j'aimerais passer ce trait de caractère sous silence. Parmi les comportements dont je voulais me débarrasser, celui-là faisait décidément partie de mes priorités.

Je reste aujourd'hui un homme intense, ce qui est pour moi une raison de plus de bien maîtriser mes émotions. L'alcool a toujours eu sur moi un effet calmant, mais entre mes cuites, j'étais impatient, bête et parfois carrément agressif. Jamais je n'ai frappé mon entourage, ma famille, mes enfants, mais il m'arrivait de montrer le poing au hockey et au football, et il en allait de même en voiture, où il ne fallait surtout pas me couper le chemin. J'étais toujours honteux après coup.

Je ne crois pas qu'il soit possible de changer notre caractère, mais changer nos habitudes et nos pensées pour nous éviter d'afficher sans cesse les mêmes comportements nuisibles, ça c'est possible. C'est ce que je m'emploie à faire depuis que j'ai cessé de boire. Quand il m'arrive de monter le ton, je suis maintenant en mesure de me ressaisir sur-le-champ.

En thérapie, j'ai découvert les bienfaits de la méditation. Quand je sens que l'agressivité me gagne, je marque un temps d'arrêt pour régulariser ma respiration et méditer, et ça marche à tout coup. Le plus beau est que je peux y avoir recours aussi souvent que j'en sens le besoin.

5. La dépendance

L'alcool est ma pire dépendance. Je me suis rendu compte après quelques jours en thérapie que la dépendance était assez forte chez moi et que je devais me surveiller de ce côté. Il est prouvé que les gens qui réussissent à mettre un terme à leur principale dépendance ont très souvent tendance à la remplacer par une autre. Il n'est pas rare de voir les dépendants aux psychotropes cesser de consommer drogues et alcool et se mettre à pratiquer des sports intenses ou à se gaver de sucre ou de nourriture de toutes sortes.

Quant à moi, je dois surveiller ma consommation de desserts et bonbons. Encore aujourd'hui, j'ai bien de la difficulté à ne pas vider un contenant de deux litres de crème glacée ou un gros sac de jujubes en une soirée.

Je suis également un dépendant affectif. À ma sortie de thérapie, ma relation avec Nathalie, la mère de mes deux plus jeunes, a pris fin pour de bon. Les premiers jours de notre séparation, j'ai eu beaucoup de peine, car je me retrouvais seul après une relation de quatorze ans. Les thérapeutes de la Maison Jean-Lapointe m'avaient bien préparé à cette éventualité, mais ce fut tout de même très difficile.

Heureusement, mes deux plus jeunes sont restés avec moi à la maison un bon bout temps après la séparation, ce qui m'a gardé dans une routine pendant laquelle j'ai pu réfléchir à ma situation. J'ai alors pris la décision de laisser la maison familiale à Nathalie et de me trouver un nouveau chez-moi. Je devais apprendre à vivre seul, à composer avec mes émotions et à travailler sur cette autre dépendance, que je réussis aujourd'hui à accepter.

6. La culpabilité

J'ai souvent encore l'impression que c'est ma faute lorsqu'une mauvaise nouvelle frappe quelqu'un de mon entourage, que mes enfants ont des difficultés ou que l'un des artistes dont je gère la carrière perd un contrat. Je me sens, encore aujourd'hui, responsable des malheurs de mes proches, ce qui exacerbe à son tour mon sentiment de victime et me rend mal à l'aise.

J'ai très longtemps eu le sentiment que je m'étais comporté comme une merde envers ma femme Nathalie et que sa mort était ma faute. J'ai traîné ce poids sur mes épaules pendant une bonne partie de ma vie d'adulte. Je cherche aujourd'hui à me défaire de ce sentiment de culpabilité face aux difficultés de ceux que j'aime, ce qui me permet de mieux les soutenir. Maintenant, je vois ces dernières comme des défis à relever et j'accompagne mes proches dans leurs moments difficiles. Comme le dit la prière de la sérénité : Je change les choses que je peux changer!

7. L'anxiété

Connaissez-vous la différence entre l'angoisse et l'anxiété? J'ai longtemps pensé qu'il s'agissait de la même chose, jusqu'à ce que j'aille en thérapie. Pourtant, non. Elles sont proches, mais différentes.

L'anxiété est l'anticipation d'une menace future, telle la crainte d'échouer à l'examen d'une matière difficile ou l'appréhension de voir rentrer un conjoint violent. Elle s'accompagne d'un sentiment désagréable d'appréhension, d'une tension musculaire et d'un état de vigilance. Elle n'est pas nécessairement négative, car l'anxiété peut dans certaines circonstances améliorer la performance physique et intellectuelle. Toutefois, lorsque l'anxiété persiste, elle peut devenir accaparante et interférer avec le fonctionnement normal de la personne, comme c'est le cas pour les troubles anxieux chroniques ou anxiété pathologique, et entraîne alors un niveau de détresse important.

L'angoisse, pour sa part, peut reposer elle aussi sur l'anticipation d'un danger ou de ses conséquences psychiques et physiques nées du sentiment de l'imminence d'un danger, mais contrairement à l'anxiété, elle est toujours accompagnée d'une réponse physique qui se manifeste par un sentiment de constriction ou d'oppression.

Il s'agit d'une expérience psychologique déstabilisante dont l'élément déclencheur peut parfois être difficilement identifiable. L'angoisse est souvent associée à un sentiment de perte de contrôle ou encore de mal-être. La personne ressent un mal intérieur qu'elle n'arrive pas à nommer. Dû à son caractère nébuleux, ce sentiment est parfois caché et vécu en silence. Pire encore, il est confondu avec des douleurs physiques comme l'angine de poitrine, les maux d'estomac, les problèmes respiratoires, et autres.

Je suis pour ma part un anxieux. Je me suis rendu compte, pendant mes séances de travail sur moi, que je vivais constamment dans l'anxiété.

Les symptômes de l'anxiété

Physiques	*Psychologiques*	*Cognitifs*
Troubles du sommeil	Sentiment d'inquiétude : peurs, malaises, etc.	Difficulté à se concentrer
Maux de tête		Pensées incontrôlables
Palpitations cardiaques	Sentiment de perte de contrôle	
Troubles digestifs	Instabilité émotionnelle : colère, irritabilité, tristesse, agressivité	
Engourdissements		
Étourdissements	Sentiment de culpabilité	
Transpiration excessive		
Bouffées de chaleur ou frissons		
Tremblements		

* Source : Anxiété, stress et angoisse : comment les distinguer?
• Clinique de Psychologie Québec (cliniquepsychologiequebec.com)

Je me suis moqué au départ des séances de yoga et de méditation que l'on nous recommandait en thérapie. Non seulement je n'aimais pas ces exercices, mais je n'y croyais tout simplement pas. Mon thérapeute m'a convaincu d'essayer et j'ai alors découvert de merveilleux outils, particulièrement dans la méditation, devenue pour moi une alliée fantastique. Dès que je sens l'anxiété me gagner, je m'arrête, je ferme les yeux et je fais une séance de relaxation, de respiration et de méditation. Je retrouve chaque fois mon calme.

8. L'hypocrisie

Mon hypocrisie est une des choses dont j'ai eu le plus honte quand j'ai dégrisé. Avant, pendant ou après mes cuites, je n'étais tout simplement pas normal. J'ai causé des torts à plein de gens et je m'en suis voulu très longtemps. J'ai cherché tout aussi longtemps à occulter mes torts et ma culpabilité à l'aide de l'alcool.

Une des étapes du programme de rétablissement des Alcooliques anonymes consiste à dresser la liste des gens que nous avons lésés et des torts que nous leur avons causés, pour ensuite tenter de réparer ces derniers quand c'est possible. J'ai pu voir la grande importance de cette étape quand j'ai commencé à écrire dans mon journal les nombreuses fois où j'avais menti et que j'avais agi avec méchanceté et hypocrisie. Je ne voulais pas être cet homme, mais c'est pourtant ce que j'ai été.

En dépit de ma grande honte, je me suis engagé dans cette étape du programme qui, près de quatre ans plus tard, est loin d'être terminée. Je poursuivrai assidûment ce travail aussi longtemps que j'en aurai besoin, car je ne veux plus jamais être le Sylvain manipulateur que j'ai été, qui cherchait à contrôler les autres parce qu'il n'avait pas de contrôle sur sa vie. Je surveillerai toujours mes attitudes afin de m'assurer de vivre une vie de transparence et d'honnêteté.

9. L'égo

Le milieu radiophonique dans lequel j'ai œuvré pendant si longtemps est reconnu pour être axé sur les apparences. On retrouve souvent au-dessus de la mêlée des gens dont la tête est un peu enflée, comme on le dit si bien ici au Québec.

J'ai été de ceux-là, surtout que j'ai vite gagné en popularité. La notoriété m'a monté à la tête et je me suis cru au-dessus de tout. Maintenant que je me vois tel que je suis, je n'aime pas du tout cet aspect de ma personnalité. J'aime les gens et je veux bien sûr qu'on m'aime, mais que ce soit pour les bonnes raisons et non pas parce que je veux une gratification instantanée par l'adulation. Je ne veux plus de ça!

Dans les choses concrètes que je mets de l'avant dans ma vie d'homme sobre, il y a l'aide que je peux apporter aux autres parce qu'ils m'ont sauvé. Il y a aussi l'aide que je reçois de mes proches et de mes amis AA qui a contribué à mon nouveau bonheur. Redonner, c'est cultiver la générosité et l'amour. C'est beau!

10. La résilience

Une des plus belles choses qui m'aura permis de traverser les périodes creuses de ma vie est sans aucun doute ma résilience. Mon entourage m'a souvent dit être impressionné par le fait que j'ai repris pied malgré le tragique décès de Nathalie et de notre petit Anthony. Pourtant, ce n'était pour moi qu'un mot à l'époque. En fait, je ne saisissais aucunement comment je réussissais à vivre malgré toutes les embûches dans lesquelles je tombais.

L'alcool m'a gelé l'âme et j'ai minimisé l'importance de mes priorités. En thérapie, j'ai compris que la résilience était un de mes plus beaux traits de caractère. Encore aujourd'hui, lorsque je sens que je me bute contre un mur ou que je dois affronter une montagne que je ne pourrai peut-être jamais escalader ou descendre, je m'accroche à cette alliée et je fonce afin de ne pas tomber.

Maintenant que je suis sobre, c'est fou de voir combien j'ai ignoré les obstacles, même quand ils me faisaient ployer les genoux. La résilience dont j'ai fait preuve, sans jamais m'en rendre compte, m'aura sauvé la vie, c'est certain. La résilience n'est pas une qualité, c'est un grand cadeau que, malheureusement, j'aurai apprécié tard, mais que je garde toujours dans ma poche maintenant!

11. Donner au suivant

Dès mon arrivée à la Maison Jean-Lapointe, j'ai été particulièrement touché par la générosité des autres résidents. Personne ne me connaissait, mais tous me soutenaient, m'écoutaient, m'encourageaient et m'aidaient. Ça me gênait de recevoir autant d'appui que je ne croyais pas mériter. J'ai mis fin à ma gêne quand j'ai saisi toute l'importance de l'entraide qui vient de ce « nous » dont parlent les AA. Je me suis mis à en aider d'autres à mon tour, du mieux que je le pouvais, ce qui m'a aidé à me sortir de l'abîme dans lequel je m'étais enfoncé.

Maintenant, cela fait partie de mon quotidien, de ma nouvelle vie. Je veux soutenir ceux qui le veulent et me le demandent. Cela me ramène les deux pieds sur terre et me garde dans la simplicité. Aider mes proches ou même de parfaits inconnus m'aide à mon tour. Avouer sa dépendance à l'alcool est très difficile. Être aidé est plus que bien, c'est une nécessité. De mon côté, j'ai toujours eu de la difficulté à demander de l'aide ou à me confier à quelqu'un.

Donner et m'investir auprès de ceux et celles qui me le demandent me garde bien éveillé. Lorsque les choses vont moins bien, j'en parle aux proches qui m'ont toujours accompagné. Je ne sens plus de gêne à le faire. Au contraire, cela me soulage.

12. L'humilité

L'humilité a toujours été plus qu'importante pour moi. Je souhaite être simple, vrai et humain. L'alcool a trop souvent contrôlé mes comportements, et l'orgueil, le mensonge, le déni et l'hypocrisie ont alors pris le dessus. Pourtant, je ne suis pas comme ça. Vous dire combien j'ai souvent eu honte de ma façon d'être avec les autres et combien j'ai été déçu de moi.

Chaque fois que j'avais conscience de m'être mal comporté, j'avais honte. C'est comme si je voyais quelqu'un d'autre poser des gestes dont je ne voulais pourtant pas, que je détestais. L'alcoolisme est une maladie physique, oui, mais surtout mentale, et il faut sans cesse travailler sur ses travers, ses défauts et ses mauvaises attitudes.

L'humilité reste pour moi un objectif auquel je travaille assidûment. Ce n'est pas gagné d'avance, je le sais, mais je vais y arriver. Réussir à rester humble est une de mes grandes fiertés, alors quand je sens que je tends à glisser dans l'orgueil ou la vantardise, j'ai toujours maintenant le merveilleux réflexe de prendre un pas de recul pour me ramener à la réalité. Bien essayé, petit diable, mais je suis maintenant et à jamais le maître de ma vie. Ouste, déguerpis!

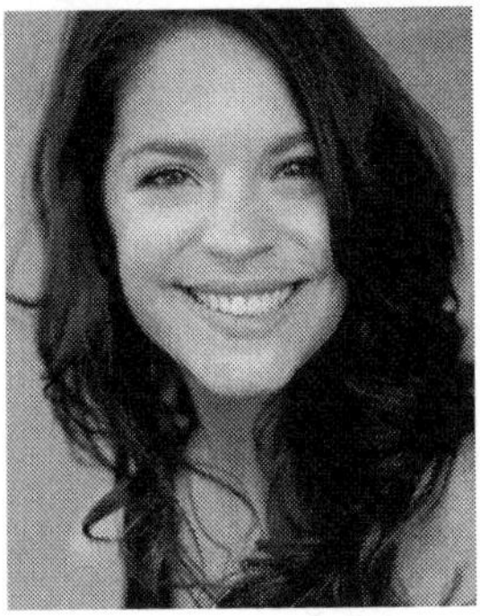

Témoignage de Eva Avila

J'ai toujours été pleine d'énergie et d'excellente humeur. Ce n'est pas pour rien qu'on m'ait surnommée « la plus énervée » dans le livre des finissants de mon école.

Enfant, j'étais souriante, pétillante. Je gambadais, sautillais et chantais tout le temps... Une petite fille joyeuse, quoi!

L'alcool me terrifiait quand j'étais ado. S'il y avait de l'alcool dans les fêtes d'amis, je partais. Alors que tous mes amis en avaient déjà fait l'essai, moi j'en gardais une peur bleue. J'ai bu pour la première fois après le bal des finissants. Je me suis amusée, c'était bien drôle, sans plus. Je n'ai pas eu à ce moment la piqûre de cette sensation de désinhibition, d'engourdissement, de perte de contrôle. Ce n'est que quelques années plus tard que la dépendance s'immiscera en moi, mais je n'en savais encore rien du haut de mes 17 ans...

Être chanteuse est mon rêve depuis que je suis toute petite. J'ai appris la musique aux côtés de mon père. C'est un métier très difficile dans un milieu qui peut être ingrat, mais je l'adore de toute mon âme. Chanter, c'est ma vie.

En 2006, je fais mon entrée sur la scène professionnelle après que je suis couronnée gagnante de Canadian Idol, un gros concours télévisé. Je suis alors propulsée dans l'industrie du disque et du spectacle canadien anglais. Des émotions fortes, des albums à produire, une pluie torrentielle d'attention et de couverture médiatique, tout le monde connaissait mon visage, des offres à gauche et à droite, de beaux chèques, une compagnie incorporée à mon nom à 19 ans. Vous voyez un peu le portrait. C'était beaucoup pour la petite Eva qui quittait à peine le nid familial à Gatineau.

Après quelques années, je commence à avoir du mal à naviguer. Ça ne va pas fort, mais je continue à surfer sur ma vague de succès pendant que s'entremêlent en moi des sentiments contradictoires où succès, enthousiasme et excitation font place à la fatigue extrême, la confusion, la solitude, l'angoisse et la dépression.

Les hauts et les bas de l'industrie du spectacle commencent à m'étourdir. En même temps, je me rends compte que quand je prends un verre ou deux, ou huit, tout semble moins grave, moins stressant, moins lourd. Je peux mettre mon esprit en suspens pour un moment.

Tout au long de ma vingtaine, l'envie d'alcool grandit jusqu'à devenir progressivement un besoin. Ma tolérance à cette substance augmente avec le temps et toutes les occasions sont bonnes pour boire et m'engourdir. La dépendance s'infiltre sournoisement. À 24 ou 25 ans, je suis capable de boire deux bouteilles de vin à moi seule en une soirée. Je commence à prendre plaisir à boire seule chez moi.

Je me rends compte que j'ai un problème, mais je ne suis pas prête à l'affronter. L'alcool me sécurise et me réconforte, en dépit des nombreuses gueules de bois qui m'attendent chaque semaine.

À l'été 2013, les crocs de l'alcoolisme sont maintenant dangereusement enfoncés dans chaque cellule de mon corps et dans mon âme. Je ne m'appartiens plus. L'alcool circule sans cesse dans mes veines. J'en ai besoin chaque jour, et en grandes quantités. Il m'est impossible de m'en passer. Quand je rentre chez moi après une soirée déjà bien arrosée, c'est plus fort que moi, il m'en faut encore. Boire était devenu une obsession qui prenait la place de tout ce qui était bon et bien dans ma vie.

À 26 ans, alors que je devrais être au sommet de ma santé et de ma forme, j'éprouve un mal-être qui ne cesse de grandir, comme un abcès. J'ai le sentiment d'être possédée par des mauvais esprits. Je ne me reconnais plus. Je prends de mauvaises décisions. Je néglige mes amis, ma famille, mon travail, ma santé, mes finances. Je frôle la banqueroute. On a même annulé plusieurs de mes contrats. J'ai perdu la confiance de plusieurs amis et collègues.

Les *black-outs* se multipliant, mon jugement critique disparaît, ma personnalité s'efface, je perds mes cheveux, ma peau est grise. Mes proches s'inquiétaient pour moi, mais Eva n'était plus là. Il ne restait que la maladie de l'alcoolisme.

J'ai essayé maintes et maintes fois de « contrôler » ma consommation d'alcool, de modérer... Ça ne durait pas et quand je me remettais à boire, c'était pire.

Il me fallait de l'aide ou j'allais mourir avant mes trente ans.

La dépendance à l'alcool, ce n'est pas blanc ou noir. C'est un très grand spectre et moi je me suis rendue au bout de ce spectre.

La période de 2013 à 2015 marque ma descente aux enfers. J'ai été hospitalisée à quatre reprises pour empoisonnement à l'alcool. La dernière fois, c'était à Hong Kong, dans l'aile psychiatrique d'un hôpital. On m'avait attachée à mon lit, car dans ma stupeur alcoolique, j'avais supposément dit avoir des idées suicidaires. J'étais dans un gouffre sans fond.

Un soir, un ange gardien est venu me sauver, dans tous les sens... J'en avais finalement eu assez de souffrir. Ce fut le début de mon rétablissement : repos absolu pendant plusieurs mois, groupes d'entraide, thérapie, lectures, et surtout le soutien et l'amour de mes proches. Ma famille et mes vrais amis m'aiment toujours, même après m'avoir vu sous mon visage le plus laid, et les mots m'échappent pour leur exprimer ma gratitude. Si vous lisez ces lignes, vous vous reconnaîtrez.

Comme je suis choyée! Je suis gâtée par la vie et je l'ai toujours été, alors comment ai-je pu être aussi « faible », aussi vulnérable devant le monstre de l'alcool?

C'est que PERSONNE n'est à l'abri. Des millions de gens sur la planète souffrent de dépendance à l'alcool et beaucoup en meurent. Il y a plusieurs facteurs en cause, comme la génétique, le milieu familial et social, la prédisposition du malade. L'alcool est la deuxième drogue la plus addictive au monde.

J'ai longtemps eu honte de mon alcoolisme, mais plus maintenant. Je suis infiniment reconnaissante d'avoir choisi de me battre et d'acquérir des outils précieux qui me serviront toute ma vie. Je crois sincèrement qu'il y a une raison à tout.

À ce jour, je m'emploie encore à lâcher-prise et à me pardonner, car j'ai fait du mal à beaucoup de gens, moi la première. Certains événements me hantent encore. Je suis très dure avec moi-même et j'essaie de me traiter avec plus de douceur.

Dépendante un jour, dépendante toujours? Après plus d'un an d'abstinence, comme j'allais beaucoup mieux mentalement et physiquement, j'ai tenté de renouer avec l'alcool. Quelle erreur! Mes démons sont revenus au galop, hop hop!

C'est simple : l'alcool n'est pas pour moi. Jamais, jamais, sans exception. Ma dernière rechute en 2017 fut une révélation pour moi : sans alcool, je suis LIBRE. J'ai l'esprit et le cœur légers. Essayer de boire avec modération, c'est comme me demander de prendre des demi-respirations. C'est de la torture mentale! Tellement plus libérateur d'enrayer cette substance de ma vie tout simplement. Je ne crois pas aux regrets. Je crois aux leçons.

Je ne suis pas une experte en toxicomanie, mais j'ose espérer que ceux et celles qui se reconnaîtront dans mon témoignage se sentiront un peu moins seuls et demanderont de l'aide.

Au moment d'écrire ces lignes, je suis remplie de gratitude. Je me trouve chanceuse. Je tiens un journal et je fais des efforts conscients, chaque jour, d'énumérer au moins trois choses pour lesquelles je suis reconnaissante. Ça me garde bien ancrée.

J'adore lire des livres sur les dépendances ainsi que des autobiographies. Je suis fascinée par le côté neuroscientifique de nos comportements. Ça m'aide à comprendre mon propre cerveau et ma maladie.

Je ne suis pas anti-alcool, mais ceci dit, je trouve qu'il prend un peu trop de place dans notre société. Après tout, on a tendance à oublier que c'est aussi une drogue. Ne pas en consommer est un choix continu que j'ai le privilège de faire et je suis toujours fière de dire « non merci » quand on m'offre à boire.

Il m'arrive de me demander si j'aurais développé cette damnée dépendance si j'avais mené un autre genre de vie. Qui sait? Je suis en bonne santé. Je suis bien dans ma peau. Je suis heureuse. Oui, j'ai de moins bonnes journées. Oui, j'ai parfois envie de boire. Non, je ne changerais pas ma vie pour rien au monde.

Témoignage de Mathieu Labonté

Mon père était alcoolique. Il n'a jamais vraiment fait partie de ma vie, ma mère l'ayant quitté lorsque j'avais 4 ans. J'ai toujours su qu'il était un exemple à ne pas suivre, mais lorsqu'il est décédé en 2010, seul et malheureux à l'âge de 56 ans, j'ai compris pour la première fois que je devais impérativement modifier mes comportements. Non seulement étais-je moi aussi atteint de la maladie de l'alcoolisme, mais j'étais criminalisé depuis l'adolescence. Je fonçais à toute vitesse vers un mur. Je n'avais plus que trois options possibles : la folie, la prison ou la mort.

C'est le début de ma période d'essais et erreurs. J'ai repensé ma vie, morceaux par morceaux. J'ai changé mes fréquentations et j'ai adopté un nouveau mode de vie. J'ai trouvé un travail honnête, valorisant et bien payé. Je suis à ce moment un alcoolique fonctionnel. J'organise ma vie autour de ma consommation d'alcool, que je tente de contrôler. Je réussis bien au travail, et j'ai l'impression d'être sur la bonne voie.

En 2016, je rencontre une femme et nous tombons amoureux. Les six premiers mois sont magiques, mais ça ne dure pas. Notre relation devient rapidement toxique. Elle réussit tout de même à me convaincre de vivre ensemble et nous prenons un appartement ensemble. Elle me promet que ça ira mieux. Ce n'est pas le cas. Elle souffre du trouble de la personnalité limite. Si vous voulez comprendre la dynamique de ce type de personne, je vous invite à faire une recherche en ligne, vous comprendrez. Les disputes anodines se transforment en chicanes interminables. Mon quotidien est fait de violence psychologique, de manipulation, de cris, de menaces. Je m'isole de mes amis et de ma famille. Je ne suis pas heureux. J'ai compris plus tard que j'étais atteint du syndrome du sauveur, car même si la vie était de plus en plus infernale, je lui donnais toujours une autre chance.

J'ai atteint le fond du baril le 22 Juin 2018. Je me réveille d'un black-out sur le divan. Je suis en retard pour le travail. J'ai de vagues souvenirs de la chicane de la veille. Je n'ai jamais levé la main sur elle, mais cette fois-ci, j'étais sorti de mes gonds et j'avais tout cassé dans l'appartement. Ce matin-là, je décide que c'est assez. J'ai honte, je n'en peux plus. J'ai besoin d'aide. Je dois cesser de boire, et je sais au fond de moi que je dois me sortir de cette relation une fois pour toutes. J'appelle ma supérieure en pleurant pour lui dire que j'ai besoin d'aide. Elle me réfère au service des ressources humaines, où on me propose une thérapie à la Maison Jean-Lapointe. J'accepte. Trente minutes plus tard, tout est arrangé. Je dois me présenter au centre quatre jours plus tard.

J'ai fait les cent pas pendant près de trois quarts d'heure avant d'avoir le courage de passer la porte. Par message texte, ma conjointe me fait de belles promesses : nous pourrons recommencer à zéro à ma sortie de thérapie, tout ira mieux. Je la crois. Je nous donne une fois de plus une dernière chance...

Dès mon premier jour de thérapie, je comprends que j'ai pris la meilleure décision de ma vie. Je me soumets entièrement au programme de rétablissement proposé. J'apprécie et je vis pleinement chaque moment passé à la maison. Je tisse des liens avec plusieurs personnes, mais surtout je rencontre un frère avec qui je suis toujours en contact aujourd'hui. Je prépare un plan de sortie solide. Je reprends goût à la vie. Je suis gonflé à bloc.

De retour chez moi, les deux premiers jours se passent relativement bien, mais le troisième jour, une chicane éclate. C'est le même pattern qui reprend de plus belle. Je refuse de jeter de l'huile sur le feu. Dès que le ton monte, je sors pour me rendre à la réunion des Alcooliques anonymes qui se tient à la Maison Jean-Lapointe. C'était mon trentième jour de sobriété. Quand je suis rentré chez moi plus tard ce soir-là, elle avait commis l'irréparable. Elle s'était pendue. Complètement sous le choc, j'ai tout essayé pour la réanimer en attendant l'arrivée des secours, mais il était trop tard.

Aucun mot n'est assez fort pour décrire la détresse qui m'habitait à ce moment. J'étais complètement anéanti.

Je voulais mettre un terme à notre relation, mais je n'ai jamais souhaité la mort de cette femme que j'avais aimée et qui partageait ma vie depuis quelques années. J'étais perdu, je n'avais nulle part où aller. La vie m'envoyait une épreuve horrible, mais j'étais décidé, je ne voulais pas retomber dans l'alcool. La Maison Jean-Lapointe m'a alors sauvé la vie pour la deuxième fois. Je me rappellerai toujours la réponse de l'intervenante quand je l'ai jointe au téléphone pour lui demander si je pouvais y retourner : « Ce sera toujours ta maison ici. »

J'ai eu droit à l'hébergement d'urgence. Le frère dont je vous ai parlé plus haut, c'était Sylvain Simard, qui a accepté de me prendre comme colocataire dans sa chambre. Il a pris soin de moi. Je lui en serai éternellement reconnaissant. Après sept jours, j'ai dû quitter à nouveau la maison, mais j'avais reçu entre-temps une énorme vague d'amour de la part du personnel ainsi que des autres participants. J'ai décidé à ce moment de transformer la pire épreuve de ma vie en motivation. Je ne reprendrais pas d'alcool. J'allais vivre.

Je serai toujours atteint de la maladie de la dépendance, et je garderai à jamais ces souvenirs horribles en mémoire, mais grâce au soutien de mes amis, de ma famille et des groupes d'entraide, je vis.

Au moment d'écrire ces lignes, ça fait trois ans, trois mois et neuf jours que je suis sobre. Je tenais à ce que vous sachiez que c'est possible.

CONCLUSION

Une maladie incurable

L'Organisation mondiale de la santé reconnaît l'alcoolisme comme une maladie, une vraie maladie, et elle est chronique. Dans son *Global status report on alcohol and health 2018*, diffusé le 21 septembre dernier, l'OMS rapporte que 5,3 % de la totalité des décès dans le monde en 2016 étaient dus à l'alcool, soit plus d'un décès sur 20. [Source : Les glaçantes statistiques de l'OMS sur l'alcool (aleteia.org)]

La maladie de l'alcoolisme est incurable, mais non pas parce qu'on n'y peut rien. On y peut au contraire beaucoup, le gros du travail revenant d'abord au malade lui-même qui peut mener une vie heureuse et libre du carcan de l'alcool. Il reste que la personne qui réussit à cesser de boire ne peut espérer pouvoir un jour reprendre un verre, les risques de se retrouver dans le même schéma de comportements étant beaucoup trop grands, voire inévitables.

Il n'existe pas, à proprement parler, de gène de l'alcoolisme et on ne peut non plus affirmer qu'il se transmet de façon héréditaire. Bien que de nombreux alcooliques comptent souvent au moins un parent lui-même atteint d'alcoolisme, il reste que les autres membres de leur fratrie n'en sont pas nécessairement atteints. À l'alcoolisme qui sévit dans la famille s'ajoutent trop souvent la drogue et les troubles mentaux.

La maladie de l'alcoolisme est grave, mais si nous reconnaissons et acceptons que nous sommes atteints de cette maladie, si nous mettons les efforts voulus et nous servons des nombreux outils à notre disposition, nous pouvons vivre heureux dans la lumière plutôt que malheureux dans la noirceur.

Cette acceptation a été pour moi si longue. Encore aujourd'hui, je dois très souvent me contenir face à la frustration de n'avoir capitulé qu'après plus de trente ans de souffrances. Je ne pourrai jamais revenir en arrière et effacer les horreurs que j'ai fait subir à mes proches sans aucune retenue. Je ne veux pas retourner en arrière, en fait, je ne veux plus jamais retourner dans cette pénombre.

Le diable rôdera toujours autour de moi, à attendre mon essoufflement, mes chutes et mes comportements nuisibles qui risquent de refaire surface si je ne reste pas aux aguets. Il aura beau tenter de me tirer par le bras pour me faire retomber, il aura beau essayer de peser lourdement sur mes épaules, cela n'arrivera pas. Ma vie est maintenant trop belle. Je m'assurerai, minute par minute, de la savourer avec toute la reconnaissance dont je suis capable.

Ma nouvelle vie est le plus beau trophée que j'aie jamais remporté et je suis heureux de pouvoir la porter sur mes épaules.

Pour joindre l'auteur

Site Web : legerant.ca

Facebook :
https://www.facebook.com/legerantsylvainsimard

Instagram : legerant.ca

Twitter : Le Gérant: @LaBoiteSylvainS